Digitalis-therapie

Beiträge zur Pharmakologie
und Klinik

Herausgegeben von
H. Jahrmärker

Mit Beiträgen von
H. F. Benthe · G. Bodem · K. Greeff · R. Haasis
H. Jahrmärker · G. Kaufmann · W. Klaus · W. Kübler
D. Larbig · H. Lydtin · H. Strobach · E. Verspohl

Mit 44 Abbildungen

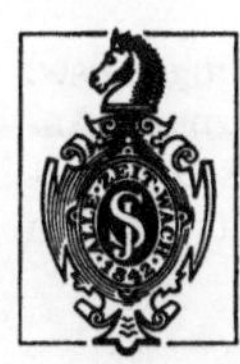

Springer-Verlag
Berlin Heidelberg New York 1975

Prof. Dr. H. Jahrmärker
I. Medizinische Universitätsklinik
8000 München 2, Ziemssenstraße 1

Library of Congress Catalging in Publication Data
Main entry under title:
Glykosidstoffwechsel, Digitalistherapie.
  Bibliography: p.
  Includes index.
  1. Cardiac glycosisides.   2. Glycoside metab-
olism.   3. Digitalis.   I. Jahrmärker, H.   II. Ben-
the, H. F. [DNLM: 1. Cardiac glycosides — Metab-
olism.   2. Cardiac glycosides — Therapeutic use.
QV153 JJ25g]
RC684.G5G57   616.1'2'061   75-5666
ISBN-13:978-3-540-07210-2

ISBN-13:978-3-540-07210-2   e-ISBN-13:978-3-642-66099-3
DOI: 10.1007/978-3-642-66099-3

Vorwort

200 Jahre Digitalistherapie – seit *Withering* 1775 mit der therapeutischen Prüfung der Digitalisglykoside begann und 10 Jahre später „An account of the Foxglove and some of it's medical uses, with practical remarks on dropsy and other diseases" publizierte – umfassen eine lange Phase empirischer Therapie, die mit der Einführung von praktisch brauchbaren Kenndaten für die Dosierung der einzelnen Herzglykoside vor etwa 20 Jahren durch *Augsberger* einen hohen Stand erreichte. In den letzten Jahren ist die Glykosidforschung in eine stürmische Entwicklung eingetreten, einerseits bedingt durch neue Methoden wie die Bestimmung des Glykosidspiegels im Blut, andererseits begünstigt durch die allgemeinen Fortschritte der klinischen Pharmakologie. Alte Fragen wie der Vergleich verschiedener Herzglykoside, der Einfluß von Nierenfunktion und Elektrolytstoffwechsel, die Pathogenese der Intoxikation konnten mit verbesserter Technik untersucht werden, neue Probleme wie die der biologischen Verfügbarkeit, der Arzneimittelinteraktion, des Verhaltens der Glykoside im Organismus tauchten auf, und sehr viel differenziertere Vorstellungen über die inotrope Grundwirkung konnten gewonnen werden. Die Glykosidforschung ist geradezu zum Paradefeld der klinischen Pharmakologie geworden, für deren vielfältige Gesichtspunkte und Verfahren sie charakteristische und relevante Beispiele bietet. Es besteht daher das dringende Bedürfnis, diese Erkenntnisse für Klinik und Praxis nutzbar zu machen und den Gedankenaustausch zwischen Pharmakologen und Klinikern zu vertiefen. Dies war der Sinn einer Arbeitstagung, auf der Ausschnitte aus der aktuellen Problematik der Digitalistherapie besprochen wurden und deren Referate und Diskussionen der vorliegenden Publikation zugrundeliegen. Der Firma Beiersdorf AG Hamburg sei für die Unterstützung bei der Durchführung der Arbeitstagung und bei der Herausgabe dieser Schrift herzlich gedankt. Man kann sagen, daß die modernen Erkenntnisse und Methoden wesentlich dazu beitragen, die Probleme der Digitalistherapie klarer werden zu lassen und die Anwendung der Herzglykoside sicherer und erfolgreicher zu gestalten. In schwierigen Situationen kann die Bestimmung des Glykosidspiegels im Blut hilfreich sein, möglicherweise in Zukunft auch in der Routinetherapie. Andererseits bedürfen aber auch die modernen Befunde der klinischen Interpretation, und es ist eine wichtige Feststellung, daß angesichts der Komplexität der Vorgänge die ärztliche Beobachtung des Patienten nach wie vor in der Therapie entscheidend ist.

München, März 1975   H. Jahrmärker

Inhaltsverzeichnis

Verzeichnis der Autoren und Diskussionsredner

Avenhaus, H., PD Dr.
II. Medizinische Abteilung
Landkrankenhaus Coburg
8630 Coburg
Ketschendorfer Str. 33

Belz, G. G., PD Dr.
Sektion Kardiologie und Angiologie
Zentrum für Innere Medizin und
Kinderheilkunde der Universität
7900 Ulm
Steinhövelstr. 9

Benthe, H. F., Prof. Dr.
Pharmakologisches Institut der
Universität
2000 Hamburg 20
Martinistr. 52

Blumberger, K., Prof. Dr.
8000 München 2
Brienner Str. 46

Bodem, G., PD Dr.
Medizinische Klinik der Universität
5300 Bonn
Venusberg

Ebner, F., Dr.
Pharmakologisches Institut der
Technischen Universität
8000 München 40
Biedersteiner Str. 29

Greeff, K., Prof. Dr.
Pharmakologisches Institut der
Universität
4000 Düsseldorf 1
Moorenstr. 5

Haasis, R., Dr.
Medizinische Klinik der Universität
7400 Tübingen
Otfried-Müller-Straße

Haberland, G., PD Dr.
Beiersdorf AG
2000 Hamburg 20
Unnastr. 48

Heinz, N., PD Dr.
Leiter der Entwicklung Pharma
Beiersdorf AG
2000 Hamburg 20
Unnastr. 48

Hofer, E., Dr.
Innere Abteilung des Kreis-
krankenhauses
8960 Kempten
Memminger Str. 52

Jahrmärker, H., Prof. Dr.
I. Med. Klinik der Universität
8000 München 2
Ziemssenstr. 1

Kaufmann, G., Dr.
Ärztehaus Sonnenhof
Freiestr. 211
CH-8032 Zürich / Schweiz

Klaus, W., Prof. Dr.
Pharmakologisches Institut der
Universität
5000 Köln 41
Gleueler Str. 41

Köhler, J.-A., Prof. Dr.
Medizinische Klinik
Städtisches Krankenhaus
8300 Landshut
Robert-Koch-Str. 1

König, E., Prof. Dr.
II. Medizinische Abteilung
Städtisches Krankenhaus
München-Schwabing
8000 München 40
Kölner Platz 1

Kramer, P., PD Dr.
Medizinische Klinik der Universität
3400 Göttingen
Humboldtallee 1

Kübler, W., Prof. Dr.
Medizinische Universitätsklinik
Abteilung Innere Medizin III
(Schwerpunkt Kardiologie)
6900 Heidelberg
Bergheimer Str. 58

Larbig, D., PD Dr.
Medizinische Klinik der Universität
7400 Tübingen
Otfried-Müller-Straße

Lydtin, H., Prof. Dr.
Medizinische Poliklinik der
Universität
8000 München 2
Pettenkoferstr. 8a

Seibel, K., PD Dr.
Pharmakologisches Institut der
Technischen Universität
8000 München 40
Biedersteiner Str. 29

Schnelle, K., Dr.
I. Medizinische Klinik der
Technischen Universität
8000 München 80
Ismaninger Str. 22

Strobach, H., Dr.
Pharmakologisches Institut
der Universität
4000 Düsseldorf 1
Moorenstr. 5

Verspohl, E., Dr.
Pharmakologisches Institut
der Universität
4000 Düsseldorf 1
Moorenstr. 5

W. Klaus

Wirkungsweise und Wirkungsort der Herzglykoside

Die mir übertragene Aufgabe, den Wirkungsmechanismus der Herzglykoside zu erläutern, ist trotz der Fülle der in den letzten Jahren auf diesem Gebiet neu gewonnenen Erkenntnisse nicht zufriedenstellend zu lösen, da sich noch keine einheitliche Meinung hinsichtlich der Interpretation einiger nicht ganz eindeutiger Befunde gebildet hat und infolgedessen in manchen Punkten unterschiedliche Auffassungen existieren. In jedem Falle lassen sich jedoch die zahlreichen theoretischen Möglichkeiten eines Angriffspunktes der Herzglykoside an den Regelmechanismen für die Herzfunktion auf einen engen Bereich einschränken [9,16].

Bei der Wertung der zahlreichen biochemischen Befunde über Herzglykosidwirkungen auf zellulärer Ebene ist jedoch immer zu bedenken, daß sie nur dann für die Interpretation des Wirkungsmechanismus relevant sein können, wenn sie auch mit gewissen grundlegenden physiologischen Wirkungscharakteristica der Herzglykoside kompatibel sind.

Hierzu gehören (ausführliche Darstellung bei [16]):

1. Der positiv inotrope Effekt ist charakterisiert durch eine Zunahme der Kontraktionsgeschwindigkeit, nicht aber durch eine Verlängerung der Kontraktionsdauer.

2. Das Ausmaß der positiv inotropen Wirkung zeigt keine Frequenzabhängigkeit, die wesentliche Änderung besteht in einer Steigerung der „Basiskontraktilität" („rested state contraction").

3. Im toxischen Dosierungsbereich dominieren elektrophysiologische Störungen, am isolierten Herzmuskelpräparat entwickelt sich eine Kontraktur.

4. In der Regel wirken K^+ antagonistisch, Ca^{++} synergistisch zu den Herzglykosiden, Na^+-Mangel beeinträchtigt ihre Wirksamkeit.

Bei der Suche nach dem primären Angriffspunkt der Herzglykoside (historische Übersicht bei [9]) konzentrierte man sich zunächst auf den myokardialen Energiestoffwechsel und auf das kontraktile System — in beiden Fällen aber ohne Erfolg. Seit mehr als einem Jahrzehnt steht nun der Elektrolytstoffwechsel des Herzens im Mittelpunkt derartiger Überlegungen, da in diesem Bereich eine Fülle von Hinweisen auf charakteristische, mit der Herzglykosidwirkung verbundene Beeinflussungen vorliegen, die sich z. T. auch kausal interpretieren lassen.

Auffallend waren zunächst Veränderungen im myokardialen Kaliumhaushalt, die von Hajdu und Leonard [6] nach einer Sichtung der umfangreichen Literatur als eigentliche Ursache nicht nur der toxischen, sondern auch der positiv inotropen Wirkung der Herzglykoside angesehen wurden. Dieser Zusammenhang wurde durch eine große Zahl tierexperimenteller und klinischer Beobachtungen wahrscheinlich gemacht, in denen unter dem Einfluß von Herzglykosiden entweder K^+-Verluste aus dem Herzen oder eine Verstärkung der Herzglykosidwirkung bei Kaliummangel oder eine Abschwächung bei

Kaliumüberschuß festzustellen war. Einleuchtend waren die daraus abgeleiteten Beziehungen zur toxischen Wirkung der Herzglykoside, Schwierigkeiten ergaben sich nur für die Erklärung des Mechanismus der positiv inotropen Wirkung, vor allem aus zwei Gründen (s. [9]):

a) Für den niedrigen „therapeutischen" Dosierungsbereich der Herzglykoside ließen sich nicht in jedem Fall Kaliumverluste aus dem Herzen nachweisen, z. T. wurden sogar entgegengesetzte Beobachtungen gemacht. (Dagegen ist dieses Phänomen aber unbestritten und charakteristisch für den höheren „toxischen" Dosierungsbereich.)

b) Die für den therapeutischen Bereich postulierten, relativ kleinen Änderungen der intrazellulären Kaliumkonzentration (z. B. Verlust von 1 bis 3%) vermögen allein noch keine Erklärung des Mechanismus der verbesserten Aktivierung des kontraktilen Systems zu geben.

Als Ursache dieser Interferenz der Herzglykoside mit dem Elektrolytstoffwechsel wurde von Repke [19] eine Hemmung der Na^+-K^+-aktivierbaren ATPase in der Zellmembran ermittelt. Dieser Effekt war konzentrationsabhängig, der toxischen Wirkung bei verschiedenen Species gut korreliert, ebenso wie der unterschiedlichen cardiotonen Wirksamkeit verschiedener Glykoside und weiteren Randbedingungen für die Herzglykosidwirkung. Repke [19] bezeichnete deshalb dieses Enzym als den eigentlichen Digitalisrezeptor, konnte jedoch allein durch diese Interaktion die positiv inotrope Wirkung der Herzglykoside ebenfalls nicht erklären.

Die Funktion dieses Enzyms, dem eine wesentliche Bedeutung beim Transport von Ionen durch die Zellmembran zukommt, läßt sich an einem Schema veranschaulichen (Abb. 1). Im nicht-phosphorylierten Zustand finden sich auf der Innenseite der Membran Bindungsstellen mit einer hohen Affinität für Na^+. Nach entsprechender Wechselwirkung erfolgt bei Anwesenheit von Mg^{++} eine Phosphorylierung des Enzyms durch ATP, dabei

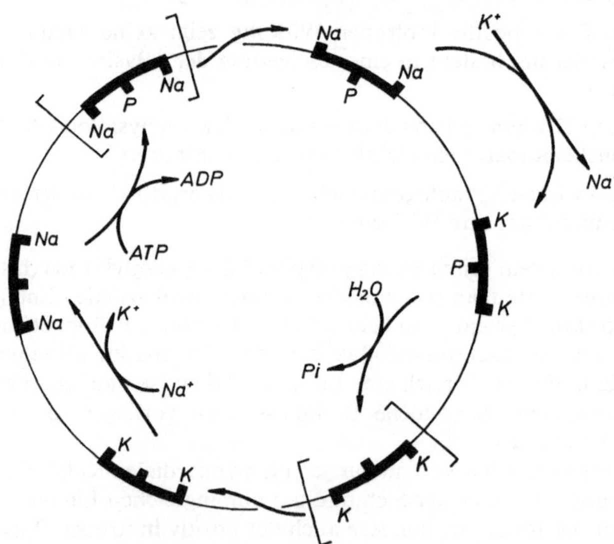

Abb. 1.   Schematische Darstellung des Funktionszyklus der Na^+/K^+-aktivierbaren Membran-ATPase mit dem gerichteten transmembranen Transport von Na^+ und K^+. Die hypothetischen Zwischenstufen bei der Konformationsänderung sind eingeklammert. Einzelheiten s. Text (Modifiziert nach Albers et al. [1])

ändert sich sein Konformationszustand derart, daß die Na$^+$-besetzten Stellen auf die Außenseite der Membran gelangen. Dadurch wird die Affinität der Bindungsstellen für Na$^+$ herabgesetzt und für K$^+$ gesteigert. Nach erfolgtem Austausch dieser Ionen ist eine Abspaltung des Phosphatrestes möglich, wobei das Enzym unter Mitnahme des gebundenen K$^+$ sich wieder in den ursprünglichen Konformationszustand zurückverwandelt. Wegen der dabei sich ausbildenden höheren Affinität für Na$^+$ erfolgt im Intrazellulärraum ein K$^+$-Na$^+$-Austausch an den Ionen-spezifischen Bindungsstellen, und der geschilderte Zyklus kann erneut beginnen. Auf diese Weise lassen sich der ATP-abhängige, „aktive" Natriumauswärtstransport und der Kaliumeinwärtstransport vereinfacht beschreiben. Herzglykoside hemmen diese Funktion durch Reaktion mit dem phosphorylierten Intermediat, das sie in einen nicht-funktionsfähigen Zustand überführen, wodurch die Transportkapazität eingeschränkt wird (Abb. 2). Infolge des Überwiegens

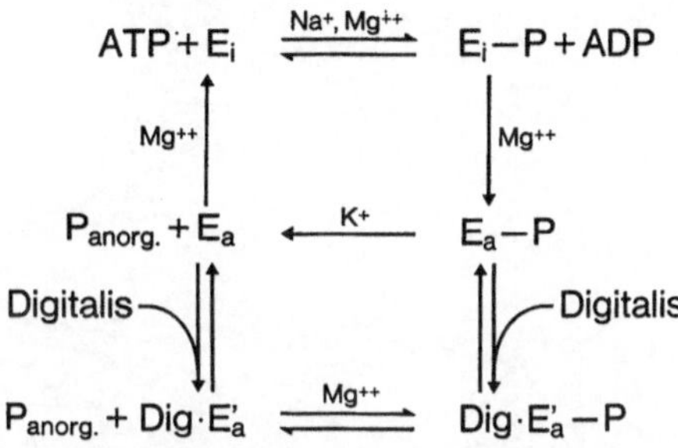

Abb. 2. Reaktionsablauf der ATP-Spaltung durch die Transport-ATPase der Zellmembran und der Interferenz von Herzglykosiden mit diesem System (Modif. nach Sen et al. [24]). Die bei Na$^+$- und Mg^{++}-Anwesenheit erfolgende Phosphorylierung des Enzyms bewirkt eine Änderung seines Konformationszustandes (E$_i$ → E$_a$), die sich nach K$^+$-induzierter Dephosphorylierung wieder zurückbildet (E$_a$ → E$_i$). Bei Einwirkung von Herzglykosiden erfolgt eine Bindung an das Enzym bevorzugt im Zustand E$_a$, der aber nur bei phosphoryliertem Enzym stabil ist, so daß sich als vorherrschender Komplex Dig. E$_a'$-P bildet (E$_a'$ soll die durch die Digitalisbindung bedingte weitere Konformationsänderung andeuten)

des passiven Na$^+$-Influx (entsprechend dem elektro-chemischen Gradienten) gegenüber dem beeinträchtigten „aktiven" Na$^+$-Auswärtstransport steigt die intrazelluläre Na$^+$-Konzentration dann an, umgekehrt erfolgt für K$^+$ ein Verlust aus der Zelle. Die aus diesen Elektrolytverschiebungen resultierende Depolarisation ist eine wesentliche Komponente bei der Entstehung der im toxischen Dosierungsbereich der Herzglykoside auftretenden elektrophysiologischen Störungen. Problematisch bleibt allerdings der Versuch, auf dieser Basis den positiv inotropen Effekt der Herzglykoside erklären zu wollen.

Nachdem die Schwierigkeiten beim Versuch einer Kausalverknüpfung derartiger intrazellulärer K$^+$- und Na$^+$-Konzentrationsveränderungen mit der positiv inotropen Wirkung der Herzglykoside offenkundig waren und auch mitunter Zweifel an der Existenz derartiger Elektrolytverschiebungen im therapeutischen Dosierungsbereich der Herzglykoside hinzukamen (Lit. bei [9, 16]), wurde eine weitere, aus anderen Gründen naheliegende Möglichkeit genauer untersucht: Die Wirkung von Herzglykosiden auf den myokardialen Calciumhaushalt. Eine derartige Beziehung schien vor allem deshalb einleuchtend, weil der aktivierende Einfluß von Ca^{++} auf das kontraktile System bereits seit langem bekannt ist und ihre dominierende Rolle im Rahmen der elektromechanischen Kopplung des Skelett- und Herzmuskels inzwischen weitgehend geklärt werden konnte [4, 7, 15, 20, 21]. Das Prinzip dieses physiologischen Regulationsmechanismus besteht nach heutiger Auffassung darin, daß während einer bestimmten Phase des Erregungsablaufes ein Ca^{++}-Einwärtsstrom durch die äußere Zellmembran erfolgt und daß gleichzeitig infolge einer Ausbreitung der Erregung über die Einstülpungen des transversal tubulären Systems auf das longitudinal tubuläre System des sarkoplasmatischen Retikulums eine Freisetzung von gebundenem Calcium aus diesen intrazellulären Speichern (und evtl. den Mitochondrien) bewirkt wird (Abb. 3 und 4). Der resultierende

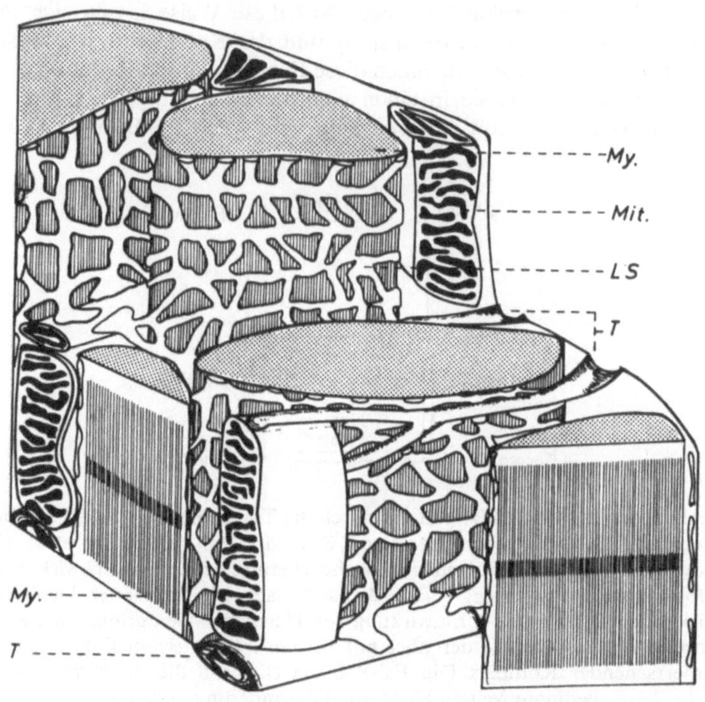

Abb. 3.   Schematische Darstellung der Feinstruktur einer Herzmuskelzelle (modifiziert nach Simpson et al. [25]. My = Myofibrille, Mit = Mitochondrien, T = transversal tubuläres System, LS = longitudinal tubuläres System des sarkoplasmatischen Retikulums

Anstieg der freien intrazellulären Ca^{++}-Konzentration führt dann zu einer konzentrationsabhängigen Aktivierung des kontraktilen Apparates. Gleichzeitig werden aber durch diesen Anstieg an freiem Ca^{++} auch die Transportsysteme für die Elimination von Ca^{++} aus dem zytoplasmatischen Raum stimuliert, wodurch eine erhöhte energieabhängige Aufnahme von Ca^{++} in das sarkoplasmatische Retikulum und in die Mitochondrien, sowie ein gesteigerter carriervermittelter Auswärtsstrom von Ca^{++} durch die äußere Zellmembran stattfindet. Die resultierende Abnahme der freien Ca^{++}-Konzentration verursacht dann die Erschlaffung des Muskels. Während die mit der Ca^{++}-Sequestrierung (im sarkoplasmatischen Retikulum und in den Mitochondrien) verknüpften Vorgänge weitgehend geklärt werden konnten, herrscht über den Freisetzungsmechanismus für gebundenes Calcium noch Unklarheit.

Die ersten umfassenden Beobachtungen über Herzglykosidwirkungen auf den myokardialen Calciumhaushalt lassen noch keine genaue Lokalisation des Angriffpunktes am geschilderten Schema der elektromechanischen Kopplung zu [12, 17]. Im Prinzip besteht ihr Effekt in therapeutischer Dosierung darin, daß eine gesteigerte Austauschbarkeit des

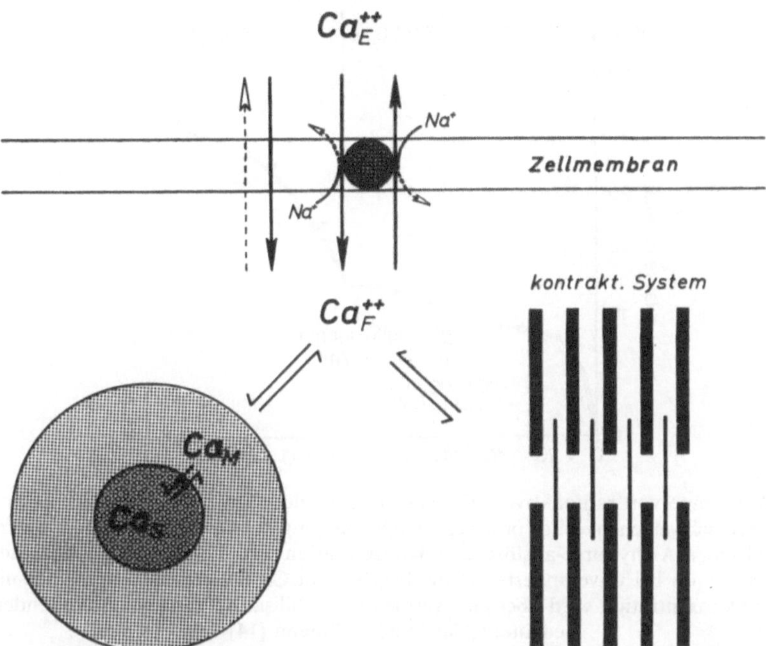

Abb. 4. Darstellung der verschiedenen am myokardialen Ca-Umsatz beteiligten Ca-Komparti-
mente. Die für die Aktivierung des kontraktilen Systems maßgebende Konzentration an freiem
zytoplasmatischen Ca_f^{++} wird durch zwei Komponenten bestimmt: a) durch den transmembranen Austausch mit dem extrazellulären Ca_e^{++} (z. T. über einen Na^+-aktivierbaren Carrier, z. T.
über einen davon unabhängigen Weg, der während des Erregungsablaufes dominiert) sowie
b) durch das Gleichgewicht zwischen der Freisetzung von mobilisierbarem Ca_m, der Rückbindung
von freiem Ca_f^{++} und seiner Überführung in eine gespeicherte, nicht direkt mobilisierbare Form
Ca_s (nach Klaus [11])

zellulären Calcium mit extrazellulär angebotenem (radioaktivem) Calcium vorliegt —
wobei a) der intrazelluläre Calciumgehalt entweder unverändert bleibt oder sogar erniedrigt wird und b) die Austauschgeschwindigkeit durch die äußere Zellmembran nicht
beeinflußt erscheint [8,12,17,18]. Dieses Verhalten kann man als eine Mobilisation von
gebundenem (normalerweise nicht-austauschbarem) Calcium beschreiben. Erst bei toxischer Dosierung erfolgt zusätzlich zur gesteigerten Austauschbarkeit noch eine Zunahme
des gesamten zellulären Calciumgehaltes (wohl infolge einer durch den hierbei vorliegenden Anstieg der intrazellulären Natriumkonzentration bedingten Aktivierung des
Carrier-vermittelten transmembranen Calciumtransportes [5,22]).

Der Effekt der Herzglykoside auf die austauschbare Calciumfraktion in den erwähnten Versuchen war konzentrationsabhängig, ließ sich mit der unterschiedlichen cardiotonen Wirksamkeit verschiedener Glykoside korrelieren und ging der unterschiedlichen
Species-Empfindlichkeit gegenüber Herzglykosiden parallel. Nach Aufklärung des Grund-
mechanismus der elektromechanischen Kopplung war es naheliegend, die einzelnen bei
der Regulation der intrazellulären freien Ca^{++}-Konzentration beteiligten Funktionen
getrennt hinsichtlich ihrer Beeinflußbarkeit durch Herzglykoside zu prüfen. Dabei ergab
sich aus Versuchen am isolierten sarkoplasmatischen Retikulum [13], daß Herzglykoside
selbst in extrem hohen Konzentrationen dessen ATP-abhängiges Calcium-Transport-
System nicht zu beeinflussen vermögen, hingegen bereits im relativ niedrigen Konzentra-

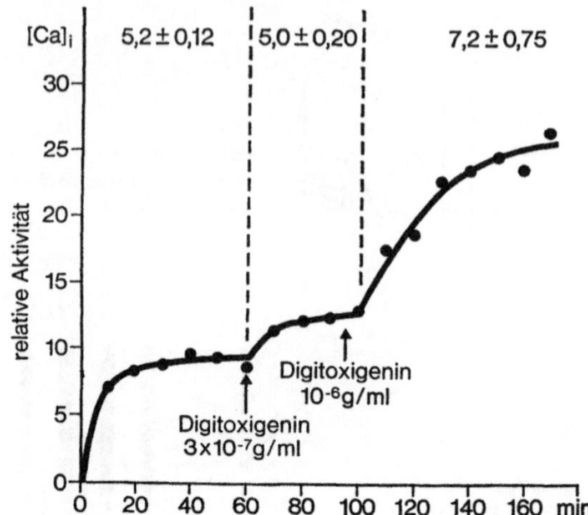

Abb. 5. Aufnahme von radioaktivem Ca und intrazelluläre Konzentration von Ca (mEq/kg) bei einem Meerschweinchenvorhof unter Kontrollbedingungen und der Einwirkung einer positiv inotrop und einer Arrhythmie-auslösenden Konzentration von Digitoxigenin. Die Steigerung des Ca-Austausches bei unverändertem Gewebegehalt an Ca unter dem Einfluß der niedrigen Digitoxigeninkonzentration wird über eine vermehrte Mobilisation von zellulär gebundenem Ca gedeutet (Klaus und Lüllmann [14])

tionsbereich eine Zunahme der mit einem Calcium-Indikator (Murexid) nachweisbaren „freien" Konzentration von Ca^{++} bewirken (Abb. 6). Dieser Effekt kann auch an Mitochondrien und anderen Membranen nachgewiesen werden, er ist unabhängig von den Ca^{++}-Transportsystemen und beruht evtl. auf einer Änderung des Bindungszustandes von Calcium an Lipoproteinstrukturen der Membranen [2].

Entsprechend der schematischen Darstellung der verschiedenen Komponenten des myokardialen Calcium-Haushaltes (Abb. 4) würde dies eine Zunahme des während der Erregung mobilisierbaren und damit für die Aktivierung des kontraktilen Systems ver-

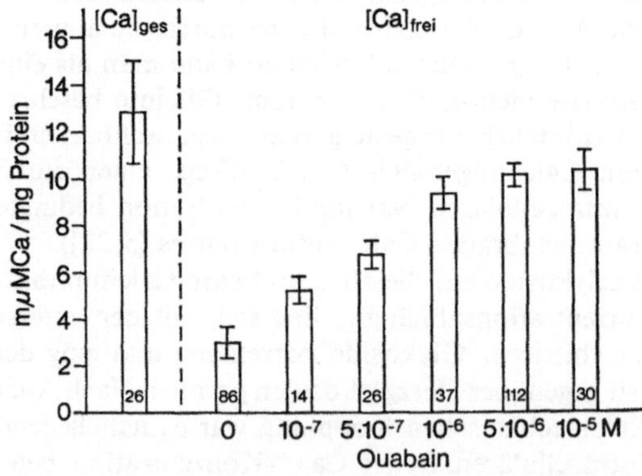

Abb. 6. Gesamt-Ca-Gehalt von sarkoplasmatischem Retikulum des Hundeherzens sowie die mit einem Ca-Indikator (Murexid) nachweisbare Konzentration an „freiem" Ca in Abhängigkeit von der Ouabainkonzentration. Die Zahl der Messungen ist jeweils in den Säulen angegeben (Klaus [10])

fügbaren zellulären Calcium auf Kosten des vorher fest gebundenen Ca bedeuten. Ein gesteigerter Ca^{++}-Influx durch die Zellmembran scheint nach radioaktiven Messungen des Calciumumsatzes [12] und nach elektrophysiologischer Messung des Ca^{++}-Einwärtsstromes während des Aktionspotentials [23] nicht vorzuliegen.

Im toxischen Wirkbereich der Herzglykoside kommt es über den durch die ATPase-Hemmung bedingten Anstieg der intrazellulären Na^{+}-Konzentration zu einer Aktivierung des Carrier-Transportsystems für Ca^{++} in der äußeren Zellmembran und damit zu einer Neueinstellung des Verteilungsgleichgewichtes mit einem höheren intrazellulären Niveau. Gleichzeitig wird durch den reduzierten intrazellulären K^{+}/Na^{+}-Quotienten die Ca^{++}-Akkumulation in den Mitochondrien beeinträchtigt [3], wodurch die Tendenz zu einem Anstieg der freien Ca^{++}-Konzentration im Sarkoplasma weiter verstärkt wird. Sobald die Kapazität der Ca^{++}-eliminierenden Prozesse hierdurch soweit beeinträchtigt ist, daß im diastolischen Intervall die freie intrazelluläre Ca^{++}-Konzentration nicht mehr unter $\sim 10^{-7}$ M reduziert werden kann, kommt es zu einem anhaltenden Spannungsanstieg (Kontraktur) des Herzmuskels [4].

Vergleicht man diese Wirkung der Herzglykoside auf den Elektrolythaushalt des Herzens mit den eingangs aufgeführten Wirkungscharakteristica, so läßt sich eine weitgehende Vereinbarung feststellen: Die gesteigerte Kontraktionsgeschwindigkeit wird durch eine vermehrte Freisetzung von endogenem Calcium während des Erregungsprozesses, die nicht verlängerte Kontraktionsdauer durch das Fehlen einer Wirkung auf die Ca^{++}-Eliminationsprozesse verständlich. Die Unabhängigkeit der Wirksamkeit der Herzglykoside von der Herzfrequenz wird durch das Fehlen eines verstärkten Ca^{++}-Einwärtsstromes während des Aktionspotentials erklärt, die Steigerung der Basiskontraktilität durch die Vergrößerung der bei der Erregung für die Aktivierung des kontraktilen Systems verfügbaren zellulären Calciumfraktion. Die elektrophysiologischen Störungen sind eine logische Folge der Veränderungen der intrazellulären Na^{+}- und K^{+}-Konzentrationen, die Kontrakturentwicklung beruht auf einer Zunahme der intrazellulären freien Ca^{++}-Konzentration infolge einer gesteigerten Calciumaufnahme und einer Beeinträchtigung der Ca^{++}-Elimination. Verständlich ist auch die synergistische Wirkung von Ca^{++}, da hierdurch ebenfalls die Menge an verfügbarem Calcium in der Herzmuskelzelle gesteigert wird [17].

Die Abschwächung der Herzglykosidwirkung bei Steigerung der K^{+}-Konzentration und bei Verminderung der Na^{+}-Konzentration könnte in einer Beziehung zum Ausmaß der an den Herzmuskel gebundenen Menge der Herzglykoside gesehen werden: Kaliumionen hemmen und Natriumionen steigern die Aufnahme dieser Substanzen in das Herz [16] (Abb. 7). Diese Abhängigkeit der Herzglykosidwirkung von der extrazellulären Na^{+}-

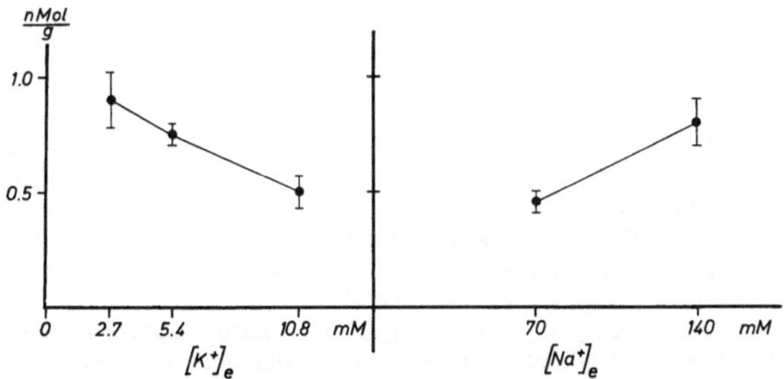

Abb. 7. Abhängigkeit der Ouabain-Bindung an den Herzmuskel (Meerschweinchen, 4×10^{-7} M Ouabain) von der extrazellulären K^{+}- und Na^{+}-Konzentration (unveröffentl. Befunde)

und K^+-Konzentration beruht offensichtlich auf einer Beeinflussung von Prozessen, die die Herzglykosidkonzentration am Wirkort einstellen. Es ist naheliegend, hierbei der Membran-ATPase mit ihrer hohen Spezifität für herzwirksame Glykoside eine regulierende Rolle zuzusprechen (wie aus dem Schema in Abb. 2 zumindest für den Einfluß von K^+ ersichtlich wird, da mit steigender K^+-Konzentration die Anzahl der zur spezifischen Bindung befähigten phosphorylierten Intermediate abnimmt), jedoch sind diese Zusammenhänge noch nicht endgültig geklärt.

Zusammenfassung

Die für die Frage nach dem subzellulären Angriffspunkt der Herzglykoside relevanten Daten ermöglichen eine Einschränkung der Betrachtung auf das Verhalten des myokardialen Elektrolytstoffwechsels. Für die Entstehung des positiv inotropen Effektes wird den Veränderungen im Ca-Haushalt — Zunahme der austauschbaren Fraktion ohne Steigerung des gesamten zellulären Ca-Gehaltes — eine entscheidende Rolle beigemessen. Als Ursache wird eine Interferenz mit den Ca-bindenden Strukturen postuliert, mit einer daraus resultierenden Zunahme der während des Erregungsprozesses zur Aktivierung des kontraktilen Systems verfügbaren zellulären Ca^{++}-Menge. Im toxischen Wirkungsbereich wird den durch Hemmung der Transport-ATPase der Zellmembran bedingten Veränderungen im K^+- und Na^+-Haushalt (mit z. T. sekundären Auswirkungen auf die Ca-Bilanz) die größte Bedeutung zuerkannt. In jedem Falle dürfte aber die Transport-ATPase an der Einstellung der Herzglykosidkonzentration am Wirkort beteiligt sein.

Summary

The data relevant to the problem of the subcellular site of action of cardiac glycosides made it possible to delimit the considerations to the behavior of the myocardial electrolyte metabolism. In the evolution of the positive inotropic effect, a decisive role is attributed to the changes in Ca metabolism—augmentation of the exchangeable fraction without an increase of the total cellular Ca content—. An interference with the Ca binding structures has been postulated as the cause, which would result in an augmentation of the cellular Ca^{++} fraction available for the activation of the contractile system during the excitation process. In the toxic activity range, the most considerable significance is attributed to the changes in K^+ and Na^+ metabolism (partly with secondary effects on the Ca balance) which are due to the inhibition of transport ATPase of the cell membrane. In any event it appears that transport ATPase participates in the determination of the cardiac glycoside concentration on the site of action.

Literatur

1. Albers, R. W., Koval, G. J., Siegel, G. J.: Studies on the interaction of ouabain and other cardioactive steroids with sodium-potassium activated adenosinetriphosphatase. Molec. Pharm. **4**, 324—336 (1968)
2. Alpermann, H. G., Gerber, H. G., Klaus, W., Krebs, R.: Über die Beeinflussung der Ca-Aufnahme in Lipoidextrakte aus Mikrosomen und Mitochondrien des Herzens durch Digitoxigenin. Experientia (Basel) **26**, 285—286 (1970)
3. Dransfeld, H., Greeff, K., Schorn, A., Ting, B. T.: Calcium uptake in mitochondria and vesicles of heart and skeletal muscle in presence of potassium, sodium, k-strophanthin and pentobarbital. Biochem. Pharmacol. **18**, 1335—1345 (1969)
4. Ebashi, S., Endo, M.: Calcium ion and muscle contraction. Progr. Biophys. Molec. Biol. **18**, 123—183 (1968)

5. Glitsch, H. G., Reuter, H., Scholz, H.: The effect of the internal sodium concentration on calcium fluxes in isolated guinea-pig auricles. J. Physiol. (Lond.) 209, 25—43 (1970)
6. Hajdu, S., Leonard, E.: The cellular basis of cardiac glycoside action. Pharmacol. Rev. 11, 173—209 (1959)
7. Hasselbach, W.: Die Koppelung chemischer und mechanischer Reaktionen während Kontraktur und Erschlaffung des Muskels. Fortschr. Zool. 15, 1—91 (1963)
8. Heinen, E., Noack, E.: Effects of k-Strophanthin and Digitoxigenin on contractile force, calcium content and exchange in guinea-pig isolated atria. Naunyn-Schmiedeberg's Arch. Pharmacol. 275, 359–371 (1972)
9. Klaus, W.: Neuere Aspekte über den Wirkungsmechanismus der Herzglykoside. Z. naturwiss. med. Grundlagenforschung 2, 43—117 (1964)
10. Klaus, W.: Zur Wirkung von Herzglykosiden auf den Elektrolytstoffwechsel. In: Herzinsuffizienz. Internat. Symposium, Hinterzarten 1967. Herausgeber: H. Reindell, J. Keul und E. Doll, p. 546—549. Stuttgart: Thieme 1968
11. Klaus, W.: Funktionsabhängige Elektrolytverschiebungen im Herzen. Triangel 10, 131—138 (1971)
12. Klaus, W., Kuschinsky, G.: Über die Wirkung von Digitoxigenin auf den zellulären Calciumumsatz im Herzmuskelgewebe. Naunyn-Schmiedeberg's Arch. exp. Path. Pharmak. 244, 237—253 (1962)
13. Klaus, W., Lee, K. S.: Influence of cardiac glycosides on calcium binding in muscle subcellular components. J. Pharmacol. exp. Ther. 166, 68—76 (1969)
14. Klaus, W., Lüllmann, H.: Calcium als intrazelluläre Überträgersubstanz und die mögliche Bedeutung dieses Mechanismus für pharmakologische Wirkungen. Klin. Wschr. 42, 253—259 (1964)
15. Langer, G. A.: Ion fluxes in cardiac excitation and contraction and their relation to myocardial contractility. Physiol. Rev. 48, 708—757 (1968)
16. Lee, K. S., Klaus, W.: The subcellular basis for the mechanism of inotropic action of cardiac glycosides. Pharmacol. Rev. 23, 193—261 (1971)
17. Lüllmann, H., Holland, W. C.: Influence of ouabain on an exchangeable calcium fraction, contractile force, and resting tension of guinea-pig atria. J. Pharmacol. exp. Ther. 137, 186—192 (1962)
18. Nayler, W. G.: Ca^{++} exchange in cardiac muscle: a basic mechanism of drug action. Am. Heart J. 73, 379—394 (1967)
19. Repke, K.: Über den biochemischen Wirkungsmodus von Digitalis. Klin. Wschr. 42, 157—165 (1964)
20. Reuter, H.: The dependence of slow inward current in Purkinje-fibres on the extracellular calcium-concentration. J. Physiol. (Lond.) 192, 479—492 (1967)
21. Reuter, H.: Divalent cations as charge carriers in excitable membranes. Progr. Biophys. Molec. Biol. 26, 3—43 (1973)
22. Reuter, H., Seitz, N.: The dependence of Ca efflux from cardiac muscle on temperature and external ion composition. J. Physiol. (Lond.) 195, 451—470 (1967)
23. Scholz, H.: Elektrophysiologische und Isotopen-Versuche zur positiv inotropen Wirkung von Theophyllin, Adrenalin und Digitoxigenin am Warmblüterherzen. Habil.-Schrift, Mainz 1970
24. Sen, A. K., Tobin, T., Post, R. L.: A cycle for ouabain-inhibition of sodium and potassium-dependent adenosine triphosphatase. J. Biol. Chem. 244, 6596—6604 (1969)
25. Simpson, F. O., Rayns, D. G.: The relationship between the transverse tubular system and other tubules at the Z disc levels of myocardial cells in the ferret. Amer. J. Anatomy 122, 193—207 (1968)

Diskussion

Wirkungsweise der Herzglykoside

Jahrmärker: Eine auch klinisch wichtige Grundfrage besteht darin, ob therapeutische und toxische Wirkungen auf dem gleichen Mechanismus beruhen. Gibt es Versuchsanordnungen, in denen beide voneinander getrennt werden können?

Klaus: Versucht wurde dies durch Variation der Elektrolytkonzentrationen. Wie seit langem bekannt, vermindert eine erhöhte extrazelluläre K^+-Konzentration die toxischen Herzglykosidwirkungen. Lange war unklar, wie sich dabei die positiv inotrope Wirkung verhält: Sie geht in gleichem Maße zurück. Man verschiebt durch die erhöhte K^+-Konzentration also nur den Wirkbereich, verändert aber nicht die therapeutische Breite. Ein ähnliches Verhalten ist bei Variation der äußeren Ca^{++}-Konzentration festzustellen: In der Regel ist die Herzglykosidtoxizität bei erhöhter Ca^{++}-Konzentration gesteigert, in gleichem Maße aber auch die positiv inotrope Wirkung verschoben. [Dieser klassische „Synergismus" gilt jedoch nicht für alle herzwirksamen Glykoside, s. Alken et al., Europ. J. Pharmacol. **26,** 331 (1974).]

Belz: Sie nehmen den Angriffspunkt der Glykoside an den calciumbindenden Strukturen, also intrazellulär, an. Ouabain wird aber autoradiographisch kaum innerhalb der Zelle aufgefunden. Wie läßt sich das in Einklang bringen?

Klaus: Der Angriffspunkt muß m. E. nicht unbedingt intrazellulär sein. Der Effekt der Herzglykoside auf die Mobilisation von Membran-gebundenem Ca besteht auch am Sarkolemm. Ob dies allerdings quantitativ zur Erklärung der positiv inotropen Wirkung ausreicht, ist noch unklar.

Jahrmärker: Hierzu gibt es Untersuchungen, in denen Ouabain an einen Eiweißträger gebunden wurde, so daß es nicht intrazellulär eindringen kann.

Klaus: Dieser experimentelle Hinweis ist natürlich ein schwerwiegendes Argument gegen die Annahme eines intrazellulären Wirkortes der Herzglykoside. Im Verlauf der entsprechenden Sitzung während des Internationalen Pharmakologenkongresses in San Francisco 1972 wurden allerdings noch methodische Unsicherheiten bei diesem Vorgehen herausgestellt. Im übrigen gilt der obige Hinweis auf eine evtl. ausreichende Interaktion mit der äußeren Zellmembran.

Jahrmärker: Umgekehrt wirken diejenigen Glykoside, die sich innerhalb der Zelle anreichern, nicht stärker. Offenbar ist der intrazelluläre Anteil unwirksam und höchstens als Pool oder für die Bindungskinetik von Bedeutung.

Klaus: Dies trifft zweifellos zu, die inotrope Wirksamkeit eines Glykosids ist nicht von der Gesamtmenge im Herzen abhängig, d. h. stark lipophile Glykoside mit hoher Anreicherung im Gewebe wirken nicht stärker als weniger lipophile Glykoside.

Belz: Haben Glykoside, die sich stark intrazellulär anreichern — Digitoxin, Proscillaridin —, eine andere Wirkung auf das Aktionspotential?

Klaus: Im toxischen Wirkbereich finden übereinstimmend alle Untersucher für alle geprüften Glykoside eine Verkürzung der Aktionspotentialdauer, also eine beschleunigte Repolarisation [(Lit. s. Klaus, Z. naturwiss. med. Grundlagenforschung 2, 43 (1964)]. Im therapeutischen Bereich variieren dagegen die Beobachtungen je nach den experimentellen Bedingungen. Initial läßt sich z. B. mit Digitoxigenin am Meerschweinchenvorhof eine geringe Zunahme der Aktionspotentialdauer feststellen, anschließend jedoch eine Verkürzung unter den Ausgangswert, obwohl die positiv inotrope Wirkung weiter zunimmt [Reuter, Experientia **19,** 600 (1963)].

Jahrmärker: Tritt die positiv inotrope und die Wirkung auf das Aktionspotential gleichschnell auf?

Klaus: Der Wirkungseintritt für die elektrophysiologischen Änderungen und den positiv inotropen Effekt ist meines Wissens nicht verschieden. Erst im weiteren Verlauf kommt es zu der oben erwähnten Dissoziation. Diese fehlende Korrelation zwischen beiden Parametern wurde auch von Ito et al. [J. Pharm. exp. Therap. **172,** 188 (1970)] demonstriert, die mit verschiedenen Glykosiden bei gleicher positiv inotroper Wirkung unterschiedliche Auswirkungen auf die Aktionspotentialdauer (Verkürzung bis Verlängerung) festgestellt haben.

Kramer: Könnte dies ein Hinweis dafür sein, daß es sich um ein diffusionskinetisches Problem handelt, indem beim Einstrom zunächst ein extrazellulär lokalisierter Rezeptor erreicht wird und später dann auch ein intrazellulärer Effekt eintritt?

Klaus: Dies wäre mit unseren Vorstellungen vereinbar. Falls Herzglykoside durch Beeinflussung der Ca-Bindung in der äußeren Zellmembran sekundär den K^+-Durchtritt während der Repolarisationsphase modulieren, könnte der unterschiedliche Zeitverlauf der Aktionspotentialänderungen und die übrigen Abweichungen dadurch erklärt werden, daß die Wirksubstanz nach einer primären oberflächlichen Reaktion in unterschiedlichem Maße in tiefere Regionen vordringt, womit funktionelle Änderungen verbunden sein könnten.

Greeff: Sie haben die Konzentration des freien Calciums im Sarkoplasma an isolierten Vesikeln geprüft. Ihre Deutung müßte dann aber doch voraussetzen, daß das Glykosid zunächst in die Zelle eindringt, um diesen Effekt zu erzielen.

Klaus: Wir betrachten die Membranen des sarkoplasmatischen Retikulums in diesem Zusammenhang nur als Modell. Da entsprechende Beobachtungen auch an Mitochondrien- und Sarkolemmpräparaten erhoben wurden, scheint die Beeinflussung der Ca-Bindung durch Herzglykoside evtl. generell für alle Formen zellulärer Membranen zu gelten, sofern nur eine entsprechende Bindung erfolgt.

Kübler: Die Reaktion von Calcium-Ionen mit dem sarkoplasmatischen Retikulum — und damit ihre Inaktivierung — kann auf mindestens 4 verschiedenen Zuständen beruhen: 1. Aktive Ca^{++}-Aufnahme in die Vesikel des sarkoplasmatischen Retikulums. 2. Aktive Ca^{++}-Bindung an die Membranen des sarkoplasmatischen Retikulums. 3. Passive Ca^{++}-Bindung an die Membranen des sarkoplasmatischen Retikulums. 4. Komplexbildungen mit Ca^{++}. — Auf welchen Zustand beziehen sich Ihre Befunde?

Klaus: Die Fraktionen 1 und 2 werden nicht beeinflußt. Hieran dachte man zuerst und prüfte dies auch zuerst. Die Fraktionen 3 und 4 lassen sich in diesen Versuchen nicht differenzieren. Die Bindung scheint allerdings sehr spezifisch zu sein und einen bestimmten Konformationszustand der Membran vorauszusetzen, denn nur an sehr frischen und schonend gewonnenen Membranen läßt sich die Interferenz zwischen Herzglykosiden und Calcium nachweisen. Mitunter schwindet dies Phänomen innerhalb weniger Stunden nach der Präparation.

Kübler: In der Herzmuskelzelle gibt es zumindest zwei konkurrierende Systeme, die Ca^{++} nicht nur passiv, sondern auch aktiv zu binden vermögen: Das von Ihnen genau untersuchte sarkoplasmatische Retikulum und die Mitochondrien. Wenn unter der Einwirkung von Digitalisglykosiden Ca^{++} vermehrt aus dem sarkoplasmatischen Retikulum freigesetzt wird, so ist um diese Ca-Ionen eine Konkurrenz mit den Mitochondrien anzunehmen. Nach in vitro-Untersuchungen dürfte die aktive Ca^{++}-Aufnahme in die Mitochondrien eine ausreichende Kapazität aufweisen, um die unter der Einwirkung von Digitalisglykosiden aus dem sarkoplasmatischen Retikulum vermehrt freigesetzten Ca-Ionen zu binden.

Klaus: Ich möchte klarstellen, daß das als „frei" bezeichnete Calcium nicht etwa eine Zunahme der Konzentration an ionisiertem Calcium bedeutet, dies wäre nämlich mit einer vermehrten aktiven Ca-Aufnahme in das sarkoplasmatische Retikulum und in die Mitochondrien verbunden, da diese Prozesse nicht beeinträchtigt sind. „Frei" bedeutet im skizzierten Versuchsansatz eine Zunahme der mit dem Indikator Murexid nachweisbaren Ca-Menge, d. h. hierbei wird auch das mit einer geringeren Affinität (als für Murexid) gebundene Calcium erfaßt. Es handelt sich also um eine Fraktion von labil gebundenem Calcium, die durch Herzglykoside vermehrt wird.

Ebner: Wenn man bei einer konstanten Glykosidkonzentration Calcium in die Badlösung zugibt, wird die Kontraktionskraft schneller gesteigert, als wenn Ca in einem Versuch ohne

Glykoside zugegeben wird. Spricht dies nicht für eine Beschleunigung der Calciumaufnahme in die Zelle?

Klaus: Diese Interpretation ist durch die Messungen von Scholz (Habil.schrift Mainz, 1970) über das Verhalten des Calciumeinstroms während des Aktionspotentials auszuschließen und ist nach den früheren radioaktiven Umsatzmessungen unwahrscheinlich.

Seibel: Mit der Methode von Scholz wurde eine Vermehrung des Calcium-Einstroms nur während der Dauer des Aktionspotentials ausgeschlossen, nicht jedoch während anderer Zeitphasen. Unsere Vorstellung geht dahin, daß Herzglykoside durch eine Erhöhung der intrazellulären Natriumkonzentration zu einem vermehrten Calciumeinstrom führen, der diastolisch stattfindet. Dies würde auch den von Ebner zitierten Befund erklären.

Klaus: Diese Deutung steht nicht mit den direkten Messungen des Calcium-Umsatzes im Einklang.

Seibel: Hier muß der Einfluß der Frequenz berücksichtigt werden. Der hauptsächliche Na-Einstrom findet während der Erregung statt. Der zelluläre Natriumgehalt zum Zeitpunkt der Erregung läßt sich jedoch schwer erfassen. Man bekommt aber eine Linksverschiebung der Digitaliswirkungskurve auf die Kontraktionskraft, wenn man die Kontraktionsfrequenz erhöht, d. h. die Digitaliswirkung ist synergistisch mit der positiv inotropen Frequenzwirkung.

Greeff: Eine Erhöhung der Na-Konzentration an der Innenseite der Zellmembran würde also den Ca-Einstrom fördern.

Seibel: Ab einer bestimmten Frequenz kann die Na-Innenkonzentration dann auch auf Dauer, nicht nur während der Erregung, erhöht sein.

Belz: Zur Stützung der Auffassung, daß der primäre Angriffspunkt der Herzglykoside an der Membran-ATPase zu suchen ist, kann darauf hingewiesen werden, daß die zur Hemmung der Membran-ATPase erforderlichen Glykosidkonzentrationen durchaus im therapeutischen Bereich liegen.

Klaus: Ich habe die ATPase-Hemmung nicht ausgeschlossen. Die Reaktion von Herzglykosiden mit diesem Enzym spielt auch bei unseren Überlegungen eine wesentliche Rolle, wie zum Schluß meines Referates angedeutet wurde. Zweifellos erfolgt bereits im therapeutischen Bereich eine Interaktion der Herzglykoside mit der Membran-ATPase. In entsprechenden experimentellen Ansätzen zeigt sich dies in einer Hemmung der ATPase-Aktivität. Dies bedeutet jedoch nicht, daß eine völlig gleichartige Reaktion auch im intakten Präparat (mit anderem Ionenmilieu) stattfinden muß und daß eine geringfügige Beeinträchtigung der Enzymaktivität bereits eine Reduzierung der Transportkapazität bewirken muß.

Greeff: Es besteht heute kein Zweifel mehr, nicht zuletzt dank der Untersuchungen von Klaus, daß die Verfügbarkeit der intrazellulären Calcium-Ionen für die Glykosidwirkung entscheidend ist. Die Frage ist nur, wie die Vermehrung des verfügbaren Calciums zustandekommt. Es handelt sich um eine Frage des Umsatzes der freien Ca-Ionen, wie schnell werden sie der Myofibrillen-ATPase zur Verfügung gestellt, und wie schnell werden sie wieder gebunden? Damit dies Calcium mobilisiert wird, ist nicht unbedingt eine wesentliche Veränderung der stationären intrazellulären Ionenkonzentrationen durch die Hemmung der Na-K-ATPase erforderlich, es genügen möglicherweise bereits kleine Veränderungen an der Zellmembran oder auch nur eine Verlangsamung des Na-K-Transports.

Jahrmärker: Was sagen die Auswaschversuche von Okita (Digitalis, Oslo, S. 131, 1973) hierzu, der am Langendorff-Herz eine Dissoziation zwischen inotroper Wirkung und ATPase-Hemmung zeigen konnte, indem erstere rasch „auswaschbar" war, während letztere weiterbestand?

Klaus: Okita hat in diesem Zusammenhang heftige Diskussionen während des Internationalen Pharmakologenkongresses in San Francisco führen müssen. Seine Befunde wurden aus methodischen Gründen weitgehend nicht für beweiskräftig gehalten.

Kübler: Durch Vergleich der Affinitätskonstanten für die Bindung von Ca^{++} an das sarkoplasmatische Retikulum, an die Mitochondrien, an das Troponin sowie an das Murexid könnte die Hypothese weiter gestützt werden.

Klaus: Derartige Vergleiche sind bisher meines Wissens noch nicht vorgenommen worden, sollten aber anhand der vorliegenden Daten möglich sein.

W. Kübler

Die Wirkung der Digitalisglykoside auf die Na$^+$ K$^+$ - aktivierbare ATPase[1] des Reizleitungssystems und der Arbeitsmuskulatur[2]

Durch Anfärben mit Fluorescein können der rechte und linke Hauptschenkel des Reizleitungssystems des Kalbsherzens im ultravioletten Licht gut sichtbar dargestellt und dann leicht präparativ gewonnen werden (Kübler et al., 1969).

In dieser Präparation von spezifischem Reizleitungsgewebe wurde die Aktivität der Na$^+$/K$^+$-aktivierbaren Transport-ATPase nach der Methode von Schoner et al. (1967) bestimmt. Im Arbeitsmyokard wurde die Aktivität desselben Enzyms sowohl nach der Methode von Schoner et al. (1967) als auch nach der Methode von Kono und Colowick (1961) ermittelt.

Ein Vergleich der im Arbeitsmyokard und im Reizleitungsgewebe pro Gewichtseinheit nachweisbaren Aktivität der Transport-ATPase ergab im Arbeitsmyokard 5- bis 10fach höhere Werte als im Reizleitungsgewebe (Kübler et al., 1970).

Die geringere Aktivität der Transport-ATPase im Reizleitungsgewebe im Vergleich zur Arbeitsmuskulatur könnte die längere Refraktärzeit des spezifischen Myokardgewebes (Lister et al., 1965, Dean et al., 1969) erklären. Bei Annahme einer identischen passiven Ionendiffusion und ähnlich großer Austauschflächen in der Arbeitsmuskulatur und im Reizleitungsgewebe könnte die geringere Aktivität der der passiven Ionendiffusion entgegenarbeitenden Transport-ATPase im Reizleitungsgewebe für die raschere spontane diastolische Depolarisation und somit für die Schrittmacherfunktion des spezifischen Myokardgewebes mit von entscheidender Bedeutung sein.

Durch Strophanthin, Digoxin oder Digitoxin kann die Aktivität der Na$^+$/K$^+$-aktivierbaren Transport-ATPase im Arbeitsmyokard gehemmt werden (Auditore und Murray, 1962; Dransfeld et al., 1966; Gibson und Harris, 1968; Gibson, 1969; Besch et al., 1970). Dieselbe Inhibitorwirkung ist auch für das Enzym des Reizleitungssystems nachweisbar. Die Hemmung der Transport-ATPase durch Digitalisglykoside ist im Reizleitungssystem wie im Arbeitsmyokard nicht-kompetitiv. Die Stärke der Hemmung der Transport-ATPase durch Digitalisglykoside kann durch die Hemmkonstante, den K_i-Wert[3] wiedergegeben werden. Dabei bedeutet ein besonders kleiner K_i-Wert eine besonders starke Hemmung.

---

[1] ATPase = Adenosin-5'-triphosphat-phosphohydrolase (3.6.1.4).

[2] Die Untersuchungen wurden mit Unterstützung durch die Deutsche Forschungsgemeinschaft, Bad Godesberg, durchgeführt.

[3] Der K_i-Wert stellt die Dissoziationskonstante zwischen Enzym und Hemmsubstanz dar. Der K_i-Wert ergibt sich bei Vorliegen einer nicht-kompetitiven Hemmung aus der Gleichung:

$$1/v_{max} \left(1 + \frac{K_i}{[I]}\right) = 1/v_i$$

v_{max} = Maximalgeschwindigkeit der ungehemmten Reaktion; v_i = Maximalgeschwindigkeit der gehemmten Reaktion; [I] = Konzentration der Hemmsubstanz [m]; K_i = Hemmkonstante [m].

Tabelle 1. Die Hemmkonstanten (K_i-Werte) verschiedener Digitalispräparate für die Verlangsamung der Na^+/K^+-aktivierbaren Transport-ATPase des Arbeitsmyokards des linkenVentrikels und des Reizleitungssystems des Kalbsherzens. Die Digitalisglykoside hemmen die Transport-ATPase nicht-kompetitiv. Bezüglich der Berechnung der K_i-Werte s. Fußnote [3]

Gewebe	Methode der ATPase-Isolierung	Hemmsubstanz	K_i-Wert (M/l)
Arbeitsmyokard	Schoner et al.	k-Strophanthin	$3{,}05 \cdot 10^{-6}$
	Kono et al.		$3{,}12 \cdot 10^{-6}$
	Schoner et al.	Digoxin	$2{,}39 \cdot 10^{-6}$
	Kono et al.		$2{,}42 \cdot 10^{-6}$
	Schoner et al.	Digitoxin	$1{,}44 \cdot 10^{-6}$
	Kono et al.		$1{,}90 \cdot 10^{-6}$
Reizleitungssystem	Schoner et al.	k-Strophanthin	$8{,}80 \cdot 10^{-6}$
	Schoner et al.	Digoxin	$4{,}13 \cdot 10^{-6}$
	Schoner et al.	Digitoxin	$3{,}14 \cdot 10^{-6}$

Tab. 1 gibt die Verlangsamung der Transport-ATPase des Arbeitsmyokards und des Reizleitungsgewebes durch verschiedene Digitalisglykoside wieder. Sowohl im Arbeitsmyokard als auch im Reizleitungsgewebe nimmt die Inhibitorwirkung auf die Transport-ATPase in der Reihenfolge Strophanthin-Digoxin-Digitoxin zu. Aus Tab. 1 geht ferner hervor, daß für alle geprüften Präparate der K_i-Wert für die Hemmung der Transport-ATPase im Reizleitungsgewebe rund das 2fache des mit dem Enzym des Arbeitsmyokards erhaltenen Resultates beträgt. Dies zeigt, daß die Transport-ATPase des Reizleitungssystems durch Strophanthin, Digoxin und Digitoxin nur etwa halb so stark gehemmt wird wie das Enzym des Arbeitsmyokards.

Aus den Befunden ergibt sich, daß die Transport-ATPase des Reizleitungssystems gegen Digitalisglykoside weniger empfindlich ist als das Enzym des Arbeitsmyokards, so daß die Digitalisglykoside in therapeutischen Dosen trotz der geringeren Aktivität der Transport-ATPase im Reizleitungsgewebe normalerweise zu keiner Blockierung der atrio-ventrikulären Überleitung führen.

Zusammenfassung

Im spezifischen Reizleitungsgewebe und im Arbeitsmyokard des Kalbherzens wurde die Aktivität der für den aktiven Kationentransport verantwortlichen ATPase bestimmt. Das Enzym weist — bezogen auf die Gewichtseinheit — im Reizleitungsgewebe nur etwa $^1/_5$ bis $^1/_{20}$ der im Arbeitsmyokard nachweisbaren Aktivität auf.

Gemessen an den Hemmkonstanten (K_i-Wert) ist die Hemmung der Transport-ATPase des Reizleitungsgewebes nur etwa halb so stark wie die Inhibitorwirkung auf das Enzym des Arbeitsmyokards, so daß die Digitalisglykoside in therapeutischen Dosen trotz der geringeren Aktivität der Transport-ATPase im Reizleitungsgewebe zu keiner Blockierung der atrio-ventrikulären Überleitung führen.

Summary

The activity of the ATPase responsible for active cation transport has been determined in the conductive tissue and in the working myocardium of the calf heart. The activity of the enzyme per unit tissue weight is only $^1/_5$ to $^1/_{20}$ in the conductive tissue compared with the myocardium.

According to the inhibitory constants (K_i-values) the inhibitory effect of digitalis on the transport-ATPase of the conductive tissue is only about half as strong as the effect on the enzyme of the working myocardium. The decreased sensitivity of the ATPase of the conductive tissue against digitalis explains, that a.-v. conduction defects do not occur under therapeutical doses of digitalis, although total ATPase-activity is decreased in the conductive tissue.

Literatur

Auditore, J. V., Murray, L.: Cardiac (microsomal) Na + K adenosine-triphosphatase and its possible relationship to the active Na + K transport system. Arch. Biochem. Biophys. **99**, 372 (1962)

Besch, jr., H. R., Allen, J. C., Glick, G., Schwartz, A.: Correlation between the inotropic action of ouabain and its effects on subcellular enzyme systems from canine myocardium. J. Pharmacol. Exper. Therap. **171**, 1 (1970)

Dean, D. C., Gage, A. A., Chardack, W. M.: Paired pulse pacemaking: effects on rate and contractility of the heart. Amer. J. Cardiol. **15**, 129 (1969)

Dransfeld, H., Greeff, K., Berger, H., Cautius, V.: Die verschiedene Empfindlichkeit der Na^+ + K^+-aktivierten ATPase des Herz- und Skelettmuskels gegen k-Strophanthin. Naunyn-Schmiedebergs Arch. Pharmak. **254**, 225 (1966)

Gibson, K. I., Harris, P.: Some properties of human myocardial microsomal (Na^+, K^+)-ATPase. Cardiovasc. Research **2**, 367 (1968)

Gibson, K. I.: Microsomal ATPase activity in the myocardium. Thesis submitted for the degree of Doctor of Philosophy, University of London, 1969

Kono, T., Colowick, S. P.: Isolation of skeletal muscle cell membrane and some of its properties. Arch. Biochem. **93**, 520 (1961)

Kübler, W., von Smekal, P., Schumacher, K., Gerhard, W.: Vergleichende Untersuchungen über das Enzymverteilungsmuster im Reizleitungssystem und im Arbeitsmyokard. Verh. Dtsch. Ges. Kreislaufforschg. **35**, 169 (1969)

Kübler, W., Endres, G., von Smekal, P.: Vergleichende Untersuchungen über die Aktivität und Digitalisempfindlichkeit der Transport-ATPase im Arbeitsmyokard und im Reizleitungssystem. Verh. Dtsch. Ges. Kreislaufforschg. **36**, 305 (1970)

Lister, J. W., Stein, E., Lau, S. H., Kosowsky, B. D., Damato, A. N.: Control of the atria. Circulation **32** (Suppl.) 139 (1965)

Schoner, W., von Illberg, C., Kramer, R., Seubert, W.: On the mechanism of Na^+ and K^+ activated ATPase from ox brain. Euro. J. Biochem. **3**, 334 (1967)

Diskussion

Glykosidwirkung auf das Reizleitungssystem

Jahrmärker: Die Hemmung der Membran-ATPase durch Herzglykoside ist also im spezifischen Leitungssystem des Herzens zwar schwächer, kann aber bei der geringeren Reservekapazität des Enzyms doch kritisch werden. Entsprechen die von Ihnen gefundenen Glykosidkonzentrationen den unterschiedlichen therapeutischen Serumkonzentrationen?

Kübler: Die Frage der Reservekapazität der Na^+-K^+-ATPase kann nur aus klinischen Beobachtungen bzw. aus physiologischen Experimenten beantwortet werden. Da die Digitalisglykoside bei Überdosierung atrioventrikuläre Überleitungsstörungen verursachen können und eine relativ geringe therapeutische Breite aufweisen, könnte angenommen werden, daß die Na^+-K^+-ATPase des Reizleitungssystems bereits unter physiologischen Bedingungen keine größere Reservekapazität aufweist.

Benthe: Ich sehe einen gewissen Widerspruch zu den Befunden von Vasalle, Karis u. Hoffman [Amer. J. Physiol. **203**, 433 (1962)], die an isolierten Fasern des Leitungssystems und der Arbeitsmuskulatur die Verkürzung des Aktionspotentials durch Glykoside prüften und dabei eine wesentlich größere Empfindlichkeit des Leitungssystems fanden.

Kübler: Zwischen den Befunden von Vasalle et al. und unseren Beobachtungen muß kein Widerspruch bestehen. Durch die verminderte Aktivität der Transport-ATPase im Reizleitungssystem könnte trotz einer geringeren Hemmbarkeit des Enzyms durch Digitalisglykoside in der Bilanz eine Überempfindlichkeit des Reizleitungssystems gegen diese Medikamente im Vergleich zum Arbeitsmyokard bestehen. Für diese Auffassung könnte sprechen, daß die ATPase-Aktivität im Reizleitungssystem um etwa den Faktor 5 bis 10 im Vergleich zum Arbeitsmyokard reduziert, die Hemmbarkeit durch Digitalisglykoside aber nur um den Faktor 2 vermindert ist. — Im übrigen soll nochmals betont werden, daß alle Rückschlüsse von in vitro-Experimenten mit gereinigten oder angereicherten Enzympräparationen auf die Flußrate in vivo mehr oder minder hypothetisch sind, da die in vivo an den Enzymen wirksamen Effektoren nicht genau erfaßbar und die Größen der ionenaustauschenden Flächen im Arbeitsmyokard bzw. im Erregungsleitungssystem nicht bekannt sind.

Klaus: Aus den Befunden von Vasalle et al. geht hervor, daß verschiedene Abschnitte des Herzens und des Erregungsleitungssystems unterschiedlich empfindlich gegen Herzglykoside sind. Diese Messungen sagen nichts über die Membran-ATPase aus, da nur elektrophysiologische Eigenschaften des Herzens erfaßt wurden, die durch passive Ionenverschiebungen bestimmt werden.

Benthe: Sie hatten aber gerade die toxischen Effekte mit der ATPase-Hemmung in Zusammenhang gebracht.

Klaus: Eine Hemmung der Transport-ATPase hat allerdings nur sekundär Auswirkungen auf die elektrophysiologischen Parameter, infolge der resultierenden intrazellulären Na^+- und K^+-Konzentrationsänderungen.

Jahrmärker: Nach Hammermann et al. [J. Lab. Clin. Med. **78**, 799 (1971)] binden die Purkinjefasern beim Schaf 25% weniger Glykosid als die Arbeitsmuskulatur. Kommt also auch eine unterschiedliche Bindung in Frage?

Kübler: Da es wahrscheinlich im Reizleitungssystem ebenso wie im Arbeitsmyokard mehrere Bindungsstellen für Digitalisglykoside gibt, kann nicht entschieden werden, welche Bindungsstellen im Reizleitungssystem im Vergleich zum Arbeitsmyokard vermindert sind.

König: Wenn man klinisch den Wirkungseintritt eines Digoxinpräparates prüft, a) an der negativ dromotropen Wirkung (Senkung der Kammerfrequenz bei Vorhofflimmern) und b) an der positiv inotropen Wirkung (an einem Parameter der Pumpfunktion), so findet man, daß der Wirkungsbeginn nach beiden Methoden zu gleicher Zeit einsetzt, daß aber die Vollwirkung der negativ dromotropen Wirkung wesentlich später erreicht wird als die maximale Verbesserung der Pumpfunktion. Dabei handelt es sich um therapeutische Dosisbereiche.

Kübler: Ohne die methodischen Schwierigkeiten einer derartigen Beobachtung zu diskutieren, wären mindestens 3 Deutungen möglich: 1. Die positiv inotrope und die negativ chronotrope Digitaliswirkung haben den gleichen Rezeptor, z. B. die Na^+-K^+-ATPase, die Bindung von Digitalis an dieses Enzym erfolgt jedoch mit unterschiedlicher Geschwindigkeit im Reizleitungssystem und im Arbeitsmyokard. 2. Die positiv inotrope und die negativ chronotrope Digitaliswirkung haben den gleichen Rezeptor, z. B. die Na^+-K^+-ATPase, die Beeinflussung der Inotropie und der Chronotropie erfolgt jedoch sekundär in den der Enzymhemmung nachgeschalteten Prozessen verschieden; dies könnte unterschiedliche Zeitkonstanten bedingen. 3. Für die positiv inotrope und die negativ chronotrope Digitaliswirkung sind verschiedene Rezeptoren verantwortlich (s. Referat Klaus).

Bodem: Auch die Vaguswirkung kann eine Dissoziation zwischen dromotropen und inotropen Effekten erklären.

Jahrmärker: Je nach dem verwendeten Parameter der Pumpfunktion wäre vielleicht bei noch nicht voller Substanzwirkung bereits ein maximaler Effekt denkbar. — Erdmann [Verh. dtsch.

Ges. Kreislaufforschg. **39,** 174 (1973)] berichtete über kinetische Untersuchungen zur Glykosid-Bindung an Na^+-K^+-ATPase des Myokards, nach denen dieses Enzym als einziger spezifischer Rezeptor, allerdings mit mehreren Bindungsorten, erscheint [vgl. Erdmann u. Schoner, Klin. Wschr. **52,** 705 (1974)].

N. N.: Die Dosis-Wirkungskurve für Glykoside ist bei linearer Auftragung S-förmig. Schließt das nicht die Annahme von nur einem Rezeptor aus?

Kübler: Bei der üblichen Dosis-Wirkungskurve handelt es sich um eine vereinfachte pS-Aktivitätskurve, die auch bei Vorliegen einer einfachen kompetitiven Hemmung, bei der nur eine Rezeptorstelle reagiert, eine S-förmige Beziehung ergibt. — Sowohl bei Variation der Hemmsubstanz, als auch bei Variation der Substrat-Konzentration fand sich für die Verlangsamung der Na^+-K^+ATPase durch Digitalisglykoside bei allen Autoren übereinstimmend (Lit. s. Referat) eine nicht-kompetitive Hemmung. Die Hemmkonstante, der K_i-Wert, kann gleichermaßen durch Veränderung der Substrat-Konzentration oder der Hemmsubstanz-Konzentration ermittelt werden, das Resultat ist identisch.

Kramer: Es fiel auf, daß mit Zunahme der Eiweißbindung die Wirkung auf die ATPase abnahm. Kann man bei solchen Untersuchungen die störende Eiweißbindung ausschalten?

Kübler: Bei gleicher Dosierung eines Digitalisglykosids nimmt in vivo mit steigender Bindung an Plasmaeiweißkörper die freie Digitaliskonzentration, die mit dem Rezeptor reagieren kann, ab, so daß eine geringere Hemmung resultiert. Ein solches komplexes System ist für die Ermittlung kinetischer Daten ohne schwierige zusätzliche Berechnungen nicht geeignet. — Die Ermittlung der Hemmkonstanten für die Verlangsamung der Na^+-K^+-ATPase durch Digitalisglykoside wurde deshalb an Enzympräparationen mit hoher spezifischer Aktivität durchgeführt. Dabei konnten im Arbeitsmyokard bei Verwendung von 2 verschiedenen Verfahren zur Gewinnung des Enzyms (Methode Kono u. Colowick 1961, Methode Schoner et al. 1967) praktisch identische K_i-Werte bestimmt werden (s. Referat Tab. 1).

Jahrmärker: Wahrscheinlich sollte man weniger von der Eiweißbindung an sich als von ihrer Affinität im Verhältnis zur Affinität zwischen Glykosid und Rezeptor sprechen?

Larbig: Ist die Ansprechbarkeit der Na^+-K^+-ATPase in verschiedenen Abschnitten des Reizleitungssystems unterschiedlich, weshalb sieht man praktisch keine Schenkelblockierungen?

Kübler: Wir sind froh, Reizleitungsgewebe für biochemische Untersuchungen überhaupt gewonnen zu haben. Die verwendeten Abschnitte des Reizleitungssystems zeigten bei morphometrischen Messungen keine signifikanten Unterschiede [Pape, Kübler u. v. Smekal, Beitr. path. Anat. **140,** 23 (1969)].

H. F. Benthe

Organverteilung verschiedener Herzglykoside

Die zunehmende Verbreitung der Digitalis-Serumspiegelbestimmung durch den Radio-immunassay macht es wünschenswert, das Glykosidverteilungsverhältnis zwischen Serum und verschiedenen Organen zu kennen. Dies gilt insbesondere für die Verteilung im Myokard, um Rückschlüsse auf kardiale Effekte zu ziehen, und für die Verteilung im Zentralnervensystem, was mit entsprechenden zentralbedingten Nebenwirkungen — Farbensehen, Erbrechen, Verwirrtheitszustände — korreliert sein dürfte.

Daß für die verschiedenen herzwirksamen Glykoside erhebliche Verteilungsunter-schiede zu erwarten sind, folgt einfach aus ihrer unterschiedlichen Löslichkeit, die für Strophanthin, Digoxin, Methyl-Digoxin, Digitoxin durch abnehmende Wasserlöslichkeit gekennzeichnet ist.

Für Digoxin ist das Verteilungsmuster im Gesamtorganismus von Hund und Mensch von Doherty in zahlreichen Arbeiten ermittelt (Doherty u. a., 1966, 1967, 1973). Danach verhält sich die Serum/Myokard-Konzentration bei 1 : 30. An 8 Patienten mit Mitral-klappenersatz betrug das Verhältnis Serum/Papillarmuskel-Konzentration für Digoxin 1 : 68, mit Schwankungsbreiten von 1 : 39 bis 1 : 155 (Coltart u. a., 1972). Diese großen Streuungen mögen auf der Inhomogenität des Papillarmuskels beruhen. Ein anderer Faktor, der das genannte Verteilungsverhältnis wesentlich mitbestimmt, ist die K^+-Konzentration des Serums; Erhöhung auf $\sim$ 7 mVal erniedrigt am Hund die myokardiale Digoxin-Anreicherung im Vergleich zum Vollblut von 76 auf 31 (Marcus u. a., 1969). Die Reduktion der Digoxin-Aufnahmegeschwindigkeit bei erhöhtem extrazellulärem K^+ gilt auch für den isolierten Papillarmuskel (Prindle u. a., 1971), im gleichen Sinne wird die Ouabain-Aufnahme des isolierten Meerschweinchenherzens beeinflußt (Dutta und Marks, 1969).

Eine vergleichende Verteilungsstudie für verschiedene Glykoside unter konstanten Bedingungen liegt nicht vor. Wir führten diese Untersuchungen für Strophanthin, Dig-oxin, Methyldigoxin und Digitoxin an Katzen durch; die absoluten Wirkverhältnisse der genannten Glykoside an dieser Tierart entsprechen weitgehend den therapeutischen Vollwirkdosen am Menschen, auch liegen die gleichen biliären und renalen Ausschei-dungsverhältnisse vor.

Methoden

Verteilungsversuche

Die ^{3}H-markierten Glykoside wurden wachen Katzen (Gewicht um 2 kg) i.v. verabfolgt, nach 5 Std. wurden die Tiere durch Entbluten getötet und folgende Gewebsproben entnommen: li. und re. Ventrikel, Leber, Niere, Skelettmuskel, Fett, Großhirn und Kleinhirn. Nach Gefrier-trocknung erfolgte die ^{3}H-Bestimmung jeweils mehrerer Gewebsproben (10—40 mg) durch Ver-brennung (Tricarb®-Sample-Oxidizer Mod. 305) bzw. durch Aufschluß mit 2 ml Soluen® (2 bis 3 Std. bei 40° C) und anschließender Messung im Packard-Tricarb Scintillationsspektrometer — Scintillationsflüssigkeit: Instagel®. Ermittlung des Quench-Effektes durch Aufschluß entsprechen-der Leergewebsproben und nachträglichen Zusatz von ^{3}H-Toluol. Für die qualitative Analyse wurden große Probenmengen von Organen mit ausreichender ^{3}H-Aktivität mit Chloroform-Methanol mehrfach extrahiert, nach Einengung auf Riedel-DC-Platten chromatographiert. Einheitliches Laufmittel Chloroform-Methanol (92 + 8), für Strophanthin (85 + 15). Als Nachweissubstanzen dienten die entsprechenden inaktiven Glykoside, Trichloressigsäure-Farbreaktion.

Durch Vergleich der mit Chloroform-Methanol extrahierbaren Aktivität mit der Gesamtaktivität der Organprobe konnte das Vorkommen nicht extrahierbarer Metabolite kontrolliert werden (10% Verlust).

Plasmaspiegel

An Urethan-Chloralose-narkotisierten Katzen (Spontanatmung) wurde der Verlauf der Glykosidkonzentration im Blut verfolgt. In bestimmten Zeitintervallen (s. Abb. 5) bis 5 Std. nach i.v. Glykosidgabe wurden jeweils 2mal 0,2 ml arterielles Vollblut entnommen, nach Aufschluß mit Soluen und Entfärbung mit Perhydrol die ^{3}H-Aktivität in Instagel® im Tricarb gemessen.

Nach 5 Std. wurde das Gesamtblut entnommen, die ^{3}H-Aktivität im Vollblut und im Plasma bestimmt und anschließend der Plasmaanteil mit Aceton isoliert, nach Einengung durch präparative Schichtchromatographie gereinigt und auf Riedel-DC-Platten chromatographiert.

Zur Umrechnung der ermittelten Glykosidkonzentrationen im Vollblut auf Plasmakonzentrationen bestimmten wir in größeren Blutproben 1 bis 5 Std. nach Injektion die Verteilung des jeweiligen Glykosids zwischen Plasma und Erythrozyten.

Biliäre Elimination

Während der gesamten Versuchszeit wurde die Galle mittels Gallengangkatheter in 1stündigen Intervallen gesammelt, von einem aliquoten Anteil (50—100 µl) direkt die ^{3}H-Aktivität gemessen, danach wurde die Gesamtgalle für die DC aufgearbeitet. Bei ausreichender Aktivität wurde die Galle (0,5 ml) direkt über präparative Schichtchromatographie gereinigt, anschließend erneut analytisch chromatographiert.

Renale Clearance

Durch beiderseitige Katheterisierung der Urether wurde der Harn gesammelt, die Sammelintervalle wurden zeitlich so gelegt, daß sie durch den Zeitpunkt der Blutentnahme halbiert wurden; aus ausgeschiedener Menge und zugehöriger Blutkonzentration ließ sich die Glykosid-Clearance (ml/Min.) berechnen.

Die renale Filtration wurde an Kontrolltieren nach Injektion von 25 µCi/Tier ^{14}C-Carboxyl-Inulin bestimmt. Nach Direktmessung der einzelnen Harnproben (0,2 ml) wurden sämtliche Harnproben aus dem Glykosid-Versuch vereinigt und für die DC aufgearbeitet.

Glykoside und Dosierung

Die verwendeten Digitalis-Glykoside waren nach dem von Haberland und Maerten 1969 angegebenen basenkatalytischen Austauschverfahren an C_{21} bis C_{22} Tritium-markiert, Ouabain (NEN) nach Wilzbach.

Spezifische Aktivität

g-Strophanthin	1 mCi/mg
Digoxin	536 µCi/mg
β-Acetyldigoxin	441 µCi/mg
β-Methyldigoxin	768 µCi/mg
Digitoxin	860 µCi/mg

Dosierung

Von sämtlichen Glykosiden wurde stets die gleiche Dosis (100 µCi) in 4 ml 50%igem Äthanol i.v. appliziert, das Gewicht der Tiere schwankte geringfügig um 2 kg.

Löslichkeitsgleichgewichte

Zur Berechnung des Verteilungskoeffizienten zwischen schwerer und leichter Phase eines geeigneten Lösemittelgemisches wurden ∼ 100 mg des Glykosids in 100 ml Tetrachlor-Kohlenstoff und 60 ml Isopropanol gelöst, nach Zusatz von 40 ml Wasser 10 Min. lang bei 20° C geschüttelt, die Phasen getrennt und in aliquoten Anteilen nach Trocknung die Rückstände gravimetrisch bestimmt. Als Verteilungskoeffizient wurde das Konzentrationsverhältnis von schwerer zu leichter Phase angegeben.

Eiweißbindung

Die Eiweißbindung der Glykoside wurde nach Inkubation (30') mit Plasma aus Blutkonserven bestimmt, ^{3}H-Glykosidkonzentration einheitlich 1 ng/ml. Die Messung des nicht an Eiweiß gebundenen Anteils erfolgte nach Sedimentation mittels Ultrazentrifuge (Beckmann L 65) im Rotor 50 mit 48000 Upn für 15 Std. (= 218000 g). Die Abwesenheit von Eiweiß im Überstand (~ 2 ml) wurde nach Lowry u. a. (1951) kontrolliert. Als Bezugsgröße dienten die im selben Rotor zentrifugierten Ansätze des Glykosides in Ringerlösung, radiochemische Glykosidbestimmung in 0,2 ml des Überstandes (Tricarb®).

Statistik

Statistische Auswertung nach dem t-Test von Student.

Ergebnisse

Verteilungsversuche

5 Stunden nach intravenöser Glykosidapplikation an wachen Katzen ergeben sich für die einzelnen Organe die in Tab. 1a und 1b aufgeführten Glykosidkonzentrationen.

Tabelle 1a. H^3-Aktivität (dpm · 10^3/g Feuchtgewicht bzw. $^0/_{00}$ der Dosis, umgerechnet auf 1 μCi pro kg) 5 Std. nach i.v. Applikation verschiedener Glykoside ($\bar{x} \pm s_{\bar{x}}$)

n = Tierzahl (Katze)

Glykosid	n	Skelett-muskel	Kleinhirn	Großhirn	Vollblut	Fett
Strophanthin	7	0,212	0,074	0,064	0,248	0,895
		± 0,090	± 0,026	± 0,020		± 0,526
		0,096$^0/_{00}$	0,033$^0/_{00}$	0,029$^0/_{00}$	0,112$^0/_{00}$	0,406$^0/_{00}$
Digoxin	4	1,208	0,150^2	0,102^3	0,534	0,080
		± 0,602	± 0,050	± 0,027		± 0,040
		0,540$^0/_{00}$	0,060$^0/_{00}$	0,046$^0/_{00}$	0,243$^0/_{00}$	0,037$^0/_{00}$
β-Acetyldigoxin	3	1,090	0,320	0,250	0,655	0,220
		± 0,430	± 0,127	± 0,070		± 0,040
		0,470$^0/_{00}$	0,145$^0/_{00}$	0,110$^0/_{00}$	0,297$^0/_{00}$	0,100$^0/_{00}$
β-Methyldigoxin	7	1,110	1,140^{1,2}	0,900^{1,2}	0,855	0,259
		± 0,300	± 0,420	± 0,240		± 0,086
		0,500$^0/_{00}$	0,520$^0/_{00}$	0,410$^0/_{00}$	0,389$^0/_{00}$	0,117$^0/_{00}$
Digitoxin	4	0,860	0,630^1	0,450^1	1,195	0,389
		± 0,350	± 0,380	± 0,240		± 0,280
		0,400$^0/_{00}$	0,287$^0/_{00}$	0,200$^0/_{00}$	0,543$^0/_{00}$	0,176$^0/_{00}$

[1] p < 0,05; [2] p < 0,001

Bezogen auf die gleiche Dosis pro kg/Körpergewicht lassen sich deutlich zwei Konzentrationsbereiche unterscheiden: für Myokard, Leber, Niere variieren die Glykosidkonzentrationen zwischen 4 und 17$^0/_{00}$ der Dosis (Tab. 1b), für Vollblut, Gehirn, Skelettmuskel zwischen 0,03 bis 0,05$^0/_{00}$ der Dosis (Tab. 1a).

Tabelle 1 b. H^3-Aktivität (dpm $\cdot$ 10^3/g Feuchtgewicht bzw. $^0/_{00}$ der Dosis, umgerechnet auf 1 μCi pro kg) 5 Std. nach i.v. Applikation verschiedener Glykoside ($\bar{x} \pm s_{\bar{x}}$)
n = Tierzahl (Katze)

Glykosid	n	Niere	Leber	li. Ventrikel	re. Ventrikel
Strophanthin	7	26,30 $\pm$ 7,10 12,00$^0/_{00}$	9,80 $\pm$ 3,75 4,46$^0/_{00}$	27,60 $\pm$ 6,30 12,60$^0/_{00}$	27,20 $\pm$ 10,50 12,40$^0/_{00}$
Digoxin	4	36,95 $\pm$ 20,20 16,80$^0/_{00}$	8,846 $\pm$ 3,76 4,00$^0/_{00}$	9,50 $\pm$ 4,00 4,30$^0/_{00}$	10,28 $\pm$ 2,04 4,67$^0/_{00}$
β-Acetyldigoxin	3	32,20 $\pm$ 7,90 14,60$^0/_{00}$	13,46 $\pm$ 2,14 6,11$^0/_{00}$	13,18 $\pm$ 1,02 5,99$^0/_{00}$	11,10 $\pm$ 5,00 5,00$^0/_{00}$
β-Methyldigoxin	7	22,40 $\pm$ 8,60 10,40$^0/_{00}$	18,70 $\pm$ 6,08 8,50$^0/_{00}$	12,70 $\pm$ 2,45 5,80$^0/_{00}$	12,70 $\pm$ 2,87 5,80$^0/_{00}$
Digitoxin	4	28,20 $\pm$ 8,50 12,80$^0/_{00}$	8,30 $\pm$ 4,78 3,75$^0/_{00}$	11,20 $\pm$ 6,04 5,07$^0/_{00}$	13,07 $\pm$ 7,30 5,94$^0/_{00}$

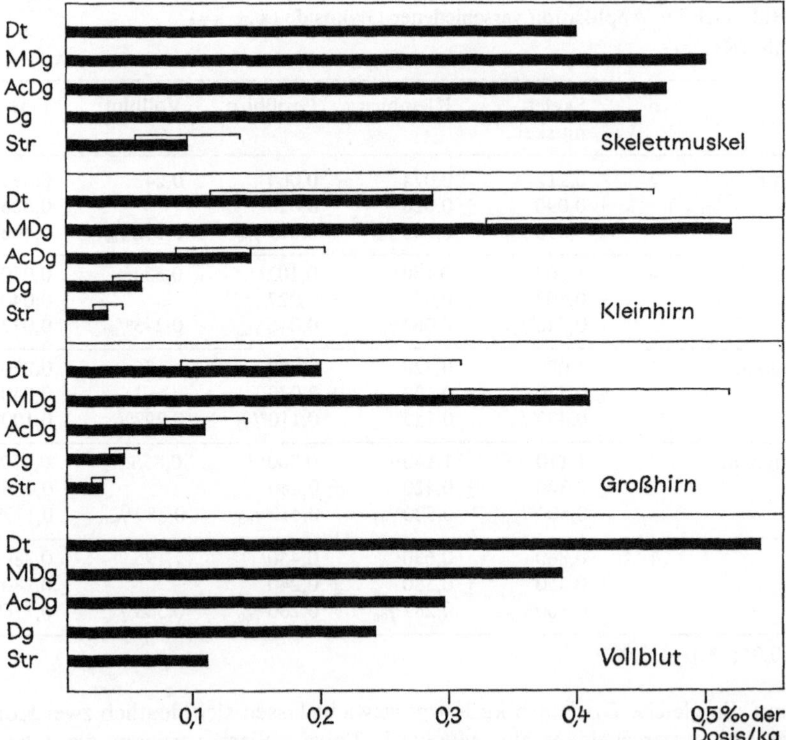

Abb. 1 a. Organverteilung (pro g Feuchtgewicht) der ^{3}H-Aktivität ($^0/_{00}$ der Dosis, umgerechnet auf 1 μCi/kg) 5 Std. nach i.v. Applikation gleicher Dosen verschiedener Glykoside

Das Konzentrationsverhältnis der einzelnen Glykoside im Vollblut läßt eine deutliche Abstufung erkennen. Wie zu erwarten, hat Digitoxin aufgrund seiner hohen Eiweißbindung und geringen renalen Elimination den höchsten Wert, während Strophanthin infolge schneller Ausscheidung die niedrigste Konzentration aufweist, die übrigen Glykoside liegen zwischen den beiden Werten (Abb. 1a und 1b).

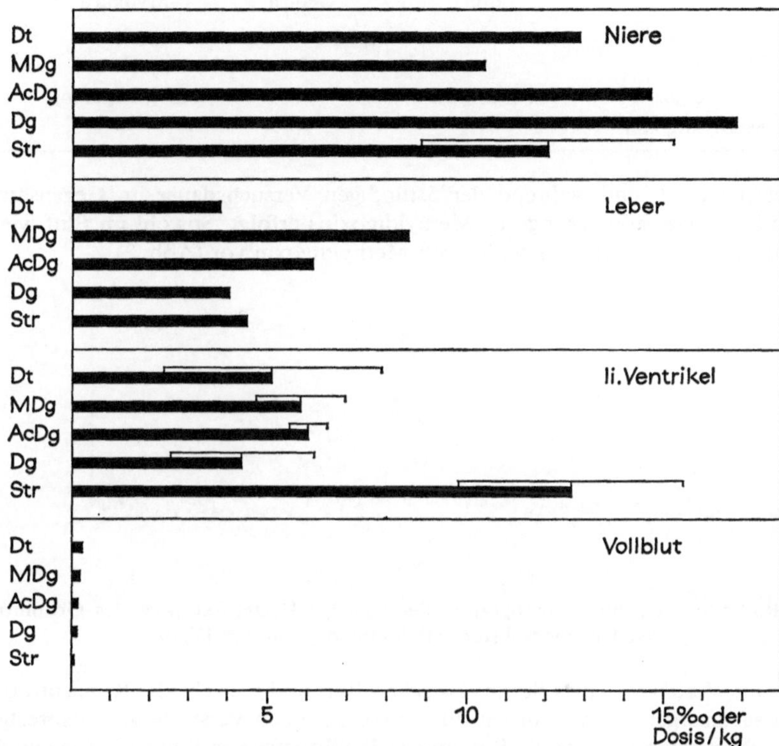

Abb. 1b. Organverteilung (pro g Feuchtgewicht) der ^{3}H-Aktivität (‰ der Dosis, umgerechnet auf 1 µCi/kg) 5 Std. nach i.v. Applikation gleicher Dosen verschiedener Glykoside (Darstellung in anderem Maßstab)

Im gleichen Konzentrationsbereich liegen die Werte für das Zentralnervensystem, jedoch mit dem Unterschied, daß hier für Methyldigoxin maximale Werte gemessen werden. Mit einem $p < 0,05$ ergibt sich im Großhirn für Methyldigoxin sogar eine deutliche Differenz gegenüber Digitoxin; im Vergleich zum Digoxin ist die Methyldigoxin-Konzentration im Großhirn mit einem $p < 0,001$ signifikant erhöht.

Eine ähnliche Reihenfolge der Konzentrationen gilt auch für das Kleinhirn, die Absolutwerte liegen noch über denen des Großhirns.

In der Skelettmuskulatur fällt nur das Strophanthin mit extrem niedrigem Wert aus einer annähernd gleichen Verteilung der übrigen Glykoside heraus.

Im Myokard sind die Konzentrationen der Digitalis-Glykoside nicht unterschiedlich, deutlich höher ist die Konzentration vom g-Strophanthin gegenüber Digoxin und seinen Derivaten mit einem $p < 0,01$.

Der Glykosidgehalt von Leber und Niere liegt in der Größenordnung des Myokards, zeigt für die einzelnen Glykoside jedoch keine eindeutigen Unterschiede.

Organe mit ausreichender Gesamtaktivität wurden qualitativ aufgearbeitet und die extrahierte ³H-Aktivität dünnschichtchromatographisch identifiziert. Wie Tab. 2 zeigt, wird praktisch nur die Ausgangsverbindung nachgewiesen, das gilt auch für das Blut.

Tabelle 2. Qualitative Analyse der ³H-Aktivität (A = Ausgangsverbindung)

	Blut	Gehirn	Myokard
g-Strophanthin	A	—	A
Digoxin	A	A	A
Acetyldigoxin	A (+ Digoxin)	A	A (+ Digoxin)
Methyldigoxin	A	A	A

Überraschend ist, daß während der 5stündigen Versuchsdauer im Gegensatz zum Menschen keine Demethylierung des Methyldigoxins erfolgt. Sowohl im Blut wie auch im Zentralnervensystem liegt ausschließlich Methyldigoxin vor (Abb. 2).

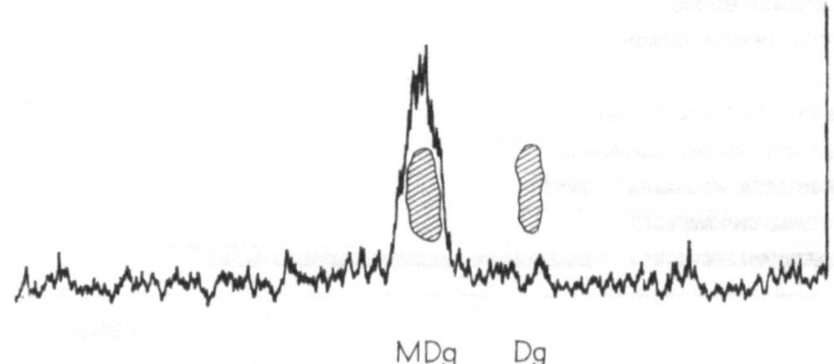

Abb. 2. Radiodünnschichtchromatogramm des $CHCl_3$-CH_3OH Extraktes des Großhirns, inaktive Referenzsubstanzen: Methyldigoxin und Digoxin

Da für die Verteilung eines Stoffes zwischen Blut und Gewebe die Konzentration im Plasmawasser maßgebend ist, wurden für die vorliegenden Versuche die entsprechenden Werte berechnet. Dabei wurde die Bindung an Erythrozyten in Blutproben ermittelt, die zu verschiedenen Zeiten des Versuches entnommen waren, während für die Eiweißbindung die Ergebnisse mit Blutkonserven verwertet wurden (Tab. 3).

Für die Glykosidkonzentrationen im Plasmawasser 5 Stunden nach i.v. Gabe und die zu dieser Zeit bestimmte Verteilung im Gewebe ergeben sich dann die in Tab. 4 zu-

Tabelle 3. Prozentualer Glykosidanteil im Plasma, bezogen auf eine Vollblutkonzentration = 100% und an Eiweiß gebundener Anteil, bezogen auf Plasmakonzentration = 100% (Mittelwerte)

Glykosid	Anteil im Plasma %	an Eiweiß gebundener Anteil %
g-Strophanthin	78	4
Digoxin	46	20
Acetyldigoxin	51	21
Methyldigoxin	58	16
Digitoxin	92	92

Tabelle 4. Glykosidkonzentration in °/₀₀ der Dosis/kg im Plasmawasser und Verteilungskoeffizient zum Myokard und Gehirn

Glykosid	Konzentrat. im Plasmawasser °/₀₀ der Dosis	li. Ventrikel / Plasmawasser	Großhirn / Plasmawasser
g-Strophanthin	0,085	150	0,35
Digoxin	0,090	48	0,50
Acetyldigoxin	0,120	51	1,00
Methyldigoxin	0,190	31	2,20
Digitoxin	0,040	134	5,40

sammengestellten Werte. Danach liegen die Anreicherungsfaktoren des Myokards für Digoxin, Acetyldigoxin und Methyldigoxin im gleichen Bereich, während die für Strophanthin und Digitoxin um ein Vielfaches höher liegen. Die Verteilungszahlen zwischen Gehirn und Plasmawasser zeigen vom Strophanthin zum Digitoxin ansteigende Werte. Da ein Faktor für die Stoffpassage der Bluthirnschranke die Lipoidlöslichkeit der im Plasmawasser gelösten Verbindung darstellt, lag es nahe, diese Beziehung zu untersuchen.

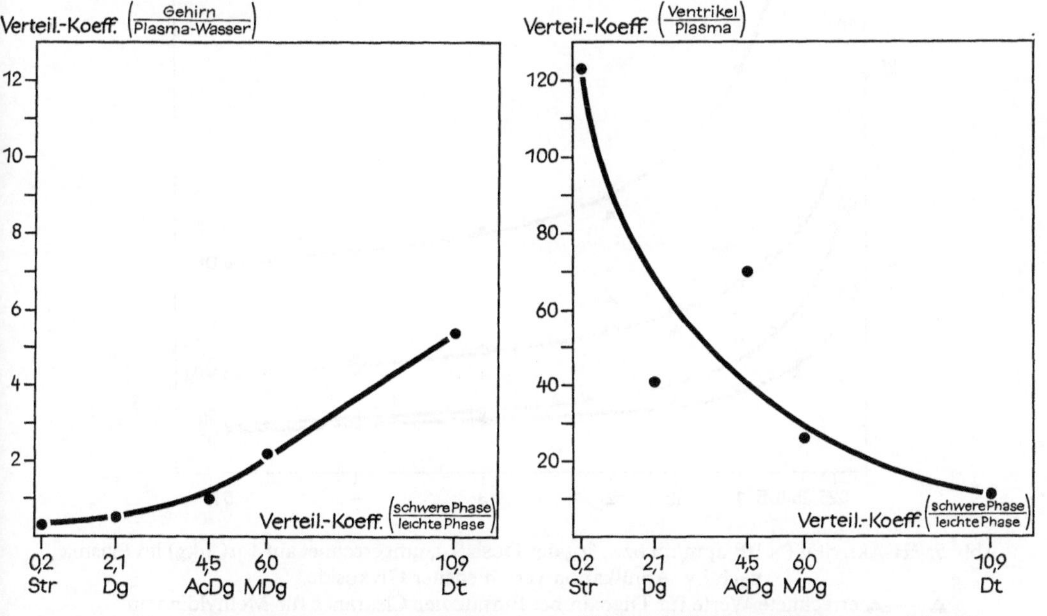

Abb. 3. Glykosid-Verteilung zwischen Gehirn (pro g Feuchtgewicht) und Plasmawasser in Abhängigkeit von der Lipoidlöslichkeit der Glykosidverbindung

Abb. 4. Glykosid-Verteilung zwischen Myokard und Plasma in Abhängigkeit von der Lipoidlöslichkeit der Glykosidverbindung

In Abb. 3 ist dieser Zusammenhang dargestellt. Demnach sind Konzentration im Zentralnervensystem und Lipoidlöslichkeit der Glykosidverbindung miteinander korreliert. Mit Ausnahme des Digitoxins sind die Verteilungszahlen Myokard/Plasmawasser der Lipoidlöslichkeit indirekt proportional. Bezieht man die Myokardkonzentration auf die Plasmakonzentration, folgt auch das Digitoxin dieser Beziehung (Abb. 4).

Plasmaspiegel

Der zeitabhängige Verlauf der Plasmakonzentration folgt der für Glykoside typischen zusammengesetzten Exponentialfunktion. Wie Abb. 5 zeigt, lassen sich die Kurven erst im Zeitraum von 2 bis 5 Stunden nach Injektion durch eine einfache Exponentialfunktion

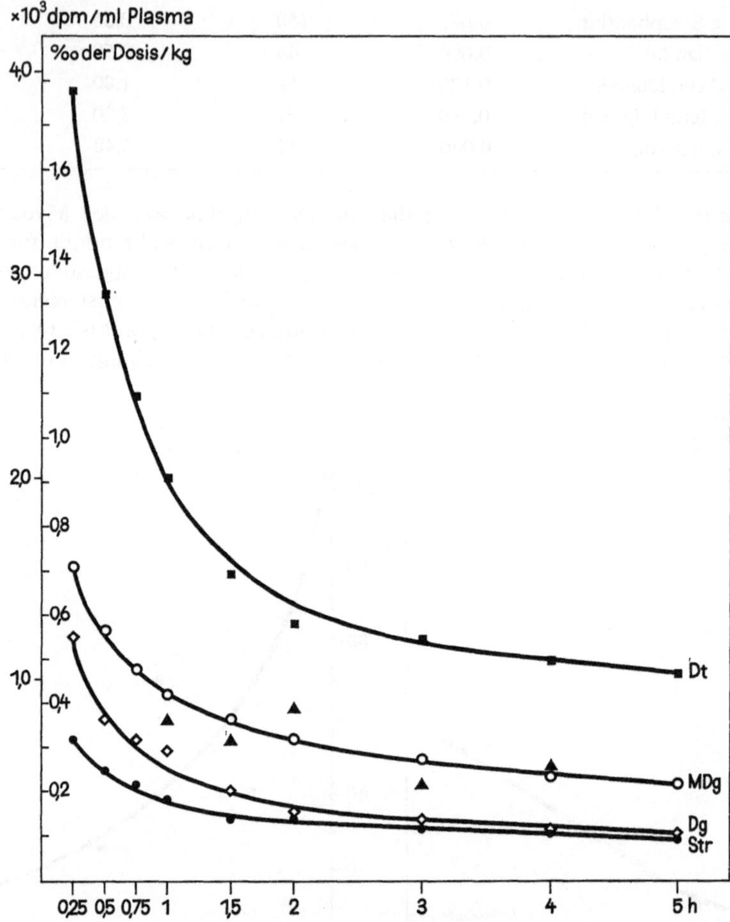

Abb. 5. ³H-Aktivität (×10³ dpm/ml bzw. ⁰/₀₀ der Dosis/kg, umgerechnet auf 1 µCi/kg) im Plasma nach i.v. Applikation verschiedener Glykoside.
▲——▲ errechnete Werte für Digoxin bei Einsatz der Clearance für Methyldigoxin

beschreiben. Die in diesem Zeitraum konstanten großen Konzentrationsunterschiede der einzelnen Glykoside sind bedingt durch entsprechende Unterschiede in der vorangehenden Phase der Verteilung zwischen Blut und Gewebe, zusätzlich ist während der gesamten Versuchszeit eine unterschiedliche renale Elimination wirksam, die biliäre Elimination kann vernachlässigt werden.

Erwartungsgemäß liegen die Plasmakonzentrationen für Digitoxin infolge seiner hohen Eiweißbindung sehr hoch. Es folgen Methyldigoxin und in deutlichem Abstand Digoxin und Strophanthin (Tab. 5).

Tabelle 5. ³H-Aktivität im Plasma (dpm · 10^3/ml, bezogen auf die Dosis von 1 µCi/kg) nach i.v. Applikation verschiedener Glykoside ($\bar{x} \pm s_{\bar{x}}$)
n = Tierzahl (Katze)

		Zeit nach i.v. Applikation								
Glykosid	n	15 Min.	30 Min.	45 Min.	1 Std.	1 Std. 30 Min.	2 Std.	3 Std.	4 Std.	5 Std.
Strophanthin	5	0,76	0,54	0,45	0,39	0,31	0,29	0,26	0,24	0,22
		± 0,20	± 0,06	± 0,05	± 0,04	± 0,05	± 0,05	± 0,04	± 0,03	± 0,03
Digoxin	7	1,23	0,91[1]	0,73[2]	0,58[3]	0,44[3]	0,34[3]	0,29[3]	0,25[3]	0,23[3]
		± 0,23	± 0,14	± 0,09	± 0,08	± 0,06	± 0,03	± 0,03	± 0,03	± 0,02
Methyldigoxin	6	1,56	1,24[1]	1,05[2]	0,93[3]	0,80[3]	0,68[3]	0,59[3]	0,51[3]	0,49[3]
		± 0,33	± 0,25	± 0,18	± 0,13	± 0,16	± 0,13	± 0,12	± 0,12	± 0,11
Digitoxin	7	3,93	2,87	2,37	2,00	1,52	1,41	1,19	1,08	1,04
		± 0,35	± 0,39	± 0,36	± 0,35	± 0,24	± 0,34	± 0,24	± 0,17	± 0,17

[1] p < 0,01; [2] p < 0,002; [3] p < 0,001

Tabelle 6. Renale Clearance (ml/Min.) ($\bar{x} \pm s_{\bar{x}}$) für Glykoside und Inulin
n = Tierzahl (Katze), Tiergewicht 2 kg

		Zeit nach i.v. Applikation							1 Std. 30 Min.
Glykosid	n	30 Min.	45 Min.	60 Min.	1 Std. 30 Min.	2 Std.	3 Std.	4 Std.	bis 4 Std.
Strophanthin	4	10,97	7,80	4,50	4,60	4,37	3,97	3,52	4,11
		± 3,75	± 4,29	± 2,58	± 2,53	± 1,98	± 1,83	± 1,82	
Digoxin	4	2,28	1,55	2,01	1,51	2,19	1,30	1,87	1,71
		± 1,21	± 1,07	± 1,06	± 0,72	± 0,76	± 0,39	± 0,89	
Methyldigoxin	4	2,20	1,21	1,47	0,95	0,86	0,67	0,76	0,80
		± 1,26	± 0,13	± 0,71	± 0,11	± 0,28	± 0,55	± 0,57	
Digitoxin	3	0,22	0,17	0,15	0,17	0,20	0,14	0,13	0,16
		± 0,10	± 0,08	± 0,08	± 0,10	± 0,16	± 0,08	± 0,07	
Inulin	2	5,76	6,30	5,60	5,80	5,00	3,80	4,10	4,67
		± 0,72	± 0,01	± 1,90	± 2,07	± 3,08	± 3,30	± 3,20	

Da in allen Fällen die gleichen Dosen intravenös appliziert wurden, sind die Verteilungsvolumina (V) nach

$$V = \frac{Dosis}{Plasmakonzentration}$$

den ermittelten Plasmaspiegeln indirekt proportional.

Danach ist das Verteilungsvolumen von Methyldigoxin kleiner als das von Digoxin. Dieses geringe Verteilungsvolumen ist auch nach i.v. Applikation gleicher Dosen am Menschen gemessen worden (Rietbrock und Abshagen, 1973). Das Verhalten des Methyldigoxins kann nicht mit einer höheren Eiweißbindung erklärt werden, ebenso ist die Verteilung in der Skelettmuskulatur nicht meßbar geringer als für Digoxin. Da das gesamte Verteilungsgeschehen überlagert wird von der renalen Elimination, lag es nahe, hier nach Unterschieden zu suchen.

Infolge individuell sehr unterschiedlicher ^{3}H-Aktivitätsausscheidungen in den einzelnen Harnproben sind auch die errechneten Clearance-Werte mit dieser Schwankungsbreite behaftet (Tab. 6).

Dennoch zeigen sich deutlich zwei Dinge: die Anfangswerte (30—60 Min.) sind leicht erhöht, die folgenden 1,5-bis-4-Stunden-Werte sind für die einzelnen Glykoside unterschiedlich. Der Strophanthin-Wert liegt im Bereich der Inulin-Clearance, die Methyldigoxin-Clearance beträgt ½, die Digitoxin-Clearance ¹/₁₀ der Digoxin-Clearance (Abb. 6).

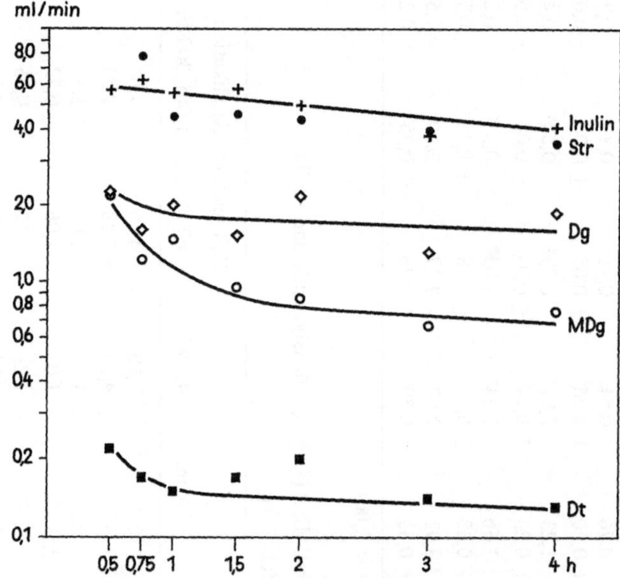

Abb. 6. Renale Clearance (ml/Min.) der ^{3}H-Aktivität nach i.v. Applikation verschiedener Glykoside

Die Analyse der vereinigten Gesamtharnproben zeigt, daß nur nach Strophanthin ausschließlich die Ausgangsverbindung ausgeschieden wird, während nach den anderen Glykosiden die Ausgangsverbindung zwar den Hauptanteil darstellt, zusätzlich aber wasserlösliche Metabolite (ca. 10—20%) auftreten.

Zur Abschätzung des Einflusses, den die erniedrigte renale Methyldigoxin-Clearance auf den gegenüber Digoxin deutlich erhöhten Plasmaspiegel hat, multiplizierten wir die Digoxin-Plasmakonzentrationen mit dem zugehörigen Quotienten

$$Cl_{ren} \frac{Dg}{MDg},$$

die erhaltenen Werte folgen grob der Plasmakonzentration von Methyldigoxin. Damit dürfte es wahrscheinlich sein, daß die geringere renale Clearance von Methyldigoxin am Zustandekommen der erhöhten Plasmakonzentration beteiligt ist (Abb. 5).

Biliäre Elimination

Die während 5 Stunden mit der Galle ausgeschiedene ^{3}H-Gesamtaktivität ist für Strophanthin eindeutig niedriger (Tab. 7). Stofflich überwiegt nach Strophanthin die Ausgangsverbindung, nach den Digitalisglykosiden überwiegen vornehmlich wasserlösliche Anteile.

Tabelle 7. Biliäre Elimination von ^{3}H-Aktivität (dpm und % der Dosis, $\bar{x} \pm s_{\bar{x}}$) während 5 Std. nach i.v. Applikation gleicher Glykosiddosen

Glykosid	dpm · 10^6	%
Strophanthin	1,39	0,63
Digoxin	10,20	4,65
Methyldigoxin	11,49	5,20
Digitoxin	6,00	2,70

Diskussion

Allgemein wird für Verteilungsstudien gefordert, daß sie im Stadium des Verteilungsgleichgewichtes zu erfolgen haben, für den vorliegenden Fall würde dies eine vieltägige Dauerapplikation der Glykoside bedeuten. Verteilungsunterschiede verschiedener Glykoside müssen sich jedoch auch schon nach einmaliger Gabe bemerkbar machen, wenn die Versuchsbedingungen konstant gehalten werden.

Für Digoxin ist die zeitabhängige Aufnahme in das Myokard tierexperimentell an Hunden ermittelt. Demnach erreicht sie ein annähernd konstantes Maximum bereits 15 Minuten nach i.v. Gabe (Deutscher u. a., 1972). Die Digoxinkonzentrationen im Herzen 1 und 4 Stunden nach Injektion unterscheiden sich nicht (Marcus u. a., 1969), für das Myokard darf daher in dem von uns untersuchten Zeitpunkt (5 Stunden) bereits eine relativ gleichbleibende Verteilung für Digoxin angenommen werden. Gestützt wird diese Annahme durch übereinstimmende Glykosidkonzentrationen im Myokard bei verschiedenen Spezies (Tab. 8).

Tabelle 8. Myokard-Digoxin-Konzentration in $^0/_{00}$ der i.v. Dosis/kg bei Katze, Hund und Mensch

	Zeit nach i.v. Gabe	$^0/_{00}$ der Dosis/kg	Literatur
Katze	5 Std.	4,3	eig. Befunde
Hund	2 Std.	5,5	Beller u. a., 1972
Hund	4 Std.	4,0	Marcus u. a., 1969
Hund	4 Std.	1,9	Deutscher u. a., 1972
Mensch	5 Std.	3,6	Doherty u. a., 1967

Wie Tab. 1 b zeigt, liegen die Myokardkonzentrationen von β-Acetyldigoxin, Methyl-digoxin und Digitoxin im gleichen Bereich. Demgegenüber fällt Strophanthin mit einer erheblich höheren Myokardkonzentration aus der Reihe heraus. Selbst bei der Annahme, daß schon im Augenblick der i.v. Injektion die glykosidspezifische Bindung an Erythro-zyten und Plasmaeiweiß voll wirksam wird, ließe sich höchstens im Vergleich zu Digoxin eine doppelt so hohe Strophanthinkonzentration im Myokard erklären, nicht aber der dreifache Wert. Eine zusätzliche Erklärung ist die, daß nach der Anflutungsphase der Glykoside Strophanthin trotz scharf abfallender Plasmakonzentration sehr viel fester am Myokard haftet, so daß ein hoher Verteilungskoeffizient Ventrikel/Plasmawasser auch 5 Stunden nach Injektion für Strophanthin zustande kommt. Am isolierten, elektrisch gereizten Vorhofpräparat des Meerschweinchens wurde für Strophanthin eine längere Auswaschzeit gefunden als für Digitoxin (Kuschinsky u. a., 1968). Am intakten spontan schlagenden Gesamtherzen des Meerschweinchens (Langendorff) zeigen Strophanthin, Digoxin und Proscillaridin eine bevorzugte Anreicherung in der Mikrosomenfraktion, Auswaschversuche ergaben für Strophanthin keine Besonderheiten (Dutta u. a., 1969). Auch am Hund liegt 20 Minuten nach i.v. Gabe von Strophanthin, Digoxin und Digi-toxin die Myokardkonzentration von Ouabain deutlich höher als für die beiden anderen Glykoside (Russell u. a., 1973).

Es ist zu erwarten, daß sich auch für das Myokard des Menschen die Anreicherungs-faktoren (Myokard-Plasma) für Strophanthin und Digoxin ebenfalls wie 3 bis 4 zu 1 verhalten. Genau diesem Verhältnis entsprechen die therapeutischen Vollwirkdosen. Macht man weiterhin die Annahme, daß für den gleichen kardialen Effekt auch gleiche Glykosidkonzentrationen im Myokard vorhanden sein müssen, dann ist dies für Stroph-anthin nur mit einem höheren Anreicherungsfaktor möglich (Tab. 9).

Tabelle 9. Plasmaspiegel von Strophanthin und Digoxin nach 5 Tagen mit täglich 0,25 mg i.v. Gesunde Kontrollpersonen (nach Smith, 1973). Myokardkonzentration errechnet mit den An-reicherungsfaktoren aus Tabelle 4

Glykosid	Plasma ng/ml	Plasmawasser ng/ml	Ventrikel Plasmawasser	Myokard ng/g
Strophanthin	0,5	0,5	130	65
Digoxin	1,3	1,05	50	53

Die Beziehung zwischen Myokardkonzentration und positiv inotropem Glykosid-effekt wurde in der vorliegenden Arbeit nicht untersucht. Nach Deutscher u. a. (1972) besteht zwar eine Korrelation zwischen Digoxin-Konzentration und positiver Inotropie am Hundeherzen, wobei sich allerdings der Kontraktionseffekt langsamer entwickelt, als es dem Anstieg der Glykosidmenge im Myokard entspricht. Auch aus Bindungsversuchen (Digoxin) am isolierten Papillarmuskel (Katze) wird gefolgert, daß die vom Muskel ge-bundene Glykosidmenge den positiv inotropen Effekt bestimmt (Prindle u. a., 1971). Natürlich bleibt die Möglichkeit, daß ein Teil des im Myokard gemessenen Glykosides an sog. „unspezifischen" Rezeptoren haftet. Dies bleibt vorerst eine theoretische Frage, ohne experimentelle Nachweismöglichkeit und ohne praktische Konsequenzen (denn man darf wohl annehmen, daß „spezifische" und „unspezifische" Strukturen benachbart sind, so daß der „spezifische" Rezeptor von keinem Kompartiment besser mit Glykosid versorgt werden kann als von seinem „unspezifischen" Nachbarn).

Demgegenüber lassen schon aufgrund ihrer histochemischen Unterschiede Leitungs-gewebe und Arbeitsmyokard ungleiche Bindungsaffinitäten erwarten. Dem entspricht auch eine unterschiedliche biochemische und elektrophysiologische Empfindlichkeit gegenüber Glykosiden (Kübler, 1969; Vassalle u. a., 1962). So gelingt es, am Hund im Einzelfall die arrhythmische Digoxin-Wirkung durch Digoxin-Antikörper aufzuheben, nicht aber den inotropen Effekt (Smith, 1973).

Auffallende Konzentrationsunterschiede der Glykoside finden sich im Zentralnervensystem. Für zahlreiche Stoffe ist hier eine Abhängigkeit vom Grad ihrer Lipoidlöslichkeit nachgewiesen (Brodie u. a., 1960). Da nur der nicht an Plasmaeiweiß gebundene Anteil diffusionswirksam ist, werden für das lipophile Methyldigoxin die höchsten Konzentrationen im Gehirn gemessen. Das noch stärker lipoidlösliche Digitoxin wird offenbar durch seine starke Plasmaeiweißbindung an der Penetration ins ZNS gehindert. Es besteht eine strenge Korrelation zwischen dem Verteilungskoeffizienten Gehirn : Plasmawasser und der Lipoidlöslichkeit des Glykosides mit $r = 0,96$ ($p < 0,01$) (Abb. 3). 5 Stunden nach i.v. Gabe gleicher Dosen übertrifft die Absolutkonzentration von Methyldigoxin im Großhirn die des Digitoxins um das Doppelte und des Digoxins um das 10fache. Die gleiche Konzentrationsfolge zeigt das Kleinhirn, obwohl für jedes einzelne Glykosid hier die Tendenz zu etwas höheren Konzentrationen vorhanden ist. Daß die gemessene ^{3}H-Aktivität der Ausgangsverbindung entspricht, beweist der chromatographische Nachweis (Abb. 2).

Bei Mäusen und Ratten, deren Herz relativ digitalisresistent ist und die daher hohe Dosen vertragen, bestimmen zentrale Krämpfe mit Atemstillstand das terminale Stadium. Dabei war bei i.v. Verabfolgung das Digitoxigenin toxischer als sein Tri-Digitoxosid. Repke (1963) wies eine entsprechend hohe Geninkonzentration im Gehirn der Ratte nach und erklärt die bessere Penetration im ZNS mit der geringeren Molekülgröße. Entscheidend für das Auftreten von zentralen Krämpfen ist die Glykosidkonzentration im Gehirn. Krämpfe sind mit äußerst geringen Glykosiddosen auszulösen, wenn diese intracerebral injiziert werden (Greeff und Kasperat, 1961; Lage und Spratt, 1966).

Am Menschen gehören zu den möglichen zentralen Nebenwirkungen der Herzglykoside: Erregung des Brechzentrums, Farbensehen, Zentralskotom, Verwirrtheitszustände und Delirien (Übers. bei Schliack u. a., 1967; Lely u. a., 1972).

Es ist klinisches Erfahrungsgut, daß mit Strophanthin derartige zentrale Effekte nicht auftreten. Dem entspricht eine sehr geringe Strophanthinkonzentration im ZNS in der vorliegenden Verteilungsstudie. Nach gleicher Dosierung weist Methyldigoxin eine 14fach höhere Konzentration im Gehirn auf. So könnte die tierexperimentell gefundene gute Penetration dieses Glykosides ins ZNS die Grundlage für das Auftreten psychischer Verwirrtheitszustände am Patienten sein (Storz, 1972).

Die zeitabhängigen Konzentrationsverläufe der untersuchten Glykoside im Plasma folgen der für Glykoside typischen zusammengesetzten Exponentialfunktion. Erst 2 Stunden nach Injektion gilt näherungsweise eine einfache Funktion. In dieser Zeit sind die Plasmaspiegel von Digitoxin 4fach höher als von Digoxin. Dieses Konzentrationsverhältnis entspricht annähernd den Verhältnissen am Menschen. Zwischen beiden Plasmaspiegeln verläuft der des Methyldigoxins; er liegt durchschnittlich doppelt so hoch wie der Digoxinspiegel. Ein gegenüber Digoxin um 50 bis 70% höherer Plasmaspiegel von Methyldigoxin nach i.v. Gabe gleicher Dosen ist auch für den Menschen beschrieben (Abshagen und Rietbrock, 1973).

Da dieses kleinere Verteilungsvolumen nicht mit erhöhter Plasmaeiweißbindung erklärt werden kann, ist zunächst eine geringere renale Elimination als Ursache zu diskutieren. In den eigenen Versuchen ergibt sich zwar eine geringere renale Clearance für Methyldigoxin, eine statistische Absicherung ist jedoch nicht möglich. Dennoch rückt die Plasmaspiegelkurve von Digoxin in den Bereich der Methyldigoxinkurve (Abb. 5), wenn man die ermittelte Clearance für Methyldigoxin einsetzt. An nierengesunden Versuchspersonen ist für Methyldigoxin 73 ± 16 ml/Min. ($n = 29$) ermittelt (Kramer u. a.,

1972), für Digoxin 100 $\pm$ 18 ml/Min. (n = 4) (Bloom u. a., 1966) bzw. 104 $\pm$ 28 ml/Min. (Doherty u. a., 1965). Es fällt jedoch auf, daß am Menschen die Digoxin-Clearance fast die des Strophanthin erreicht, während in unseren Versuchen Digoxin nur 50% der Strophanthin-Clearance ausmacht, wobei zwischen Strophanthin- und Inulin-Clearance kein Unterschied besteht. Die gewichtsbezogene Inulin-Clearance ist praktisch identisch mit der am Menschen gemessenen. Eine andere Erklärung für das kleinere Verteilungsvolumen von Methyldigoxin könnte in der erschwerten Zugänglichkeit anderer Verteilungsräume zu suchen sein. Hauptverteilungsraum für alle Glykoside ist die Skelettmuskulatur. Bei der Annahme, daß dieses Kompartiment ca. 40% des Körpergewichtes ausmacht, ergibt sich, daß es 5 Stunden nach i. v. Gabe 20% der applizierten Dosis enthält. Dabei beträgt für Methyldigoxin die einfache Standardabweichung $\pm$ 0,54% der Dosis, d. h., sie liegt in der Größenordnung der Glykosidmenge im Gesamtplasma (5 Std. : 0,6% der Dosis), unterschiedliche Plasmaspiegel können also sehr wohl durch verschiedene Glykosidaufnahme in die Skelettmuskulatur zustande kommen, obwohl dies nicht meßbar ist.

Zusammenfassung

An Katzen wurden die Verteilungseigenschaften von g-Strophanthin, Digoxin, Acetyldigoxin, Methyldigoxin und Digitoxin verglichen. Die ^{3}H-Glykoside wurden wachen Katzen intravenös in gleichen Dosen appliziert, nach 5 Stunden erfolgte die Tötung der Tiere und die Bestimmung des Verteilungsmusters:

Im Myokard liegt die Konzentration (pro g Feuchtgewicht) der Digitalisglykoside zwischen 4 und 6$^0/_{00}$ der Dosis/kg, des Strophanthins um 12$^0/_{00}$.

Im Gehirn weist Strophanthin die niedrigsten Konzentrationen auf (0,03$^0/_{00}$), Methyldigoxin die höchsten (0,5$^0/_{00}$).

Der Verteilungskoeffizient zwischen Gehirn und Plasmawasser ist streng korreliert mit der Lipoidlöslichkeit der Glykosidverbindung.

Der Verlauf der Plasmaspiegel erfolgt in unterschiedlichen Konzentrationsbereichen, die höchsten Werte werden für Digitoxin gemessen, die niedrigsten für Strophanthin und Digoxin. Der Plasmaspiegel von Methyldigoxin liegt deutlich über dem Digoxin-Spiegel, was einem kleineren Verteilungsvolumen des Methyldigoxins entspricht.

Die renale Clearance von Methyldigoxin ist geringer als von Digoxin. Sie ist minimal für Digitoxin, während Strophanthin- und Inulin-Clearance gleichgroß sind.

Biliär eliminiert werden während 5 Stunden von den Digitalisglykosiden 3 bis 5% der Dosis, von Strophanthin nur 0,6%.

Summary

The distribution pattern of g-strophantin, digoxin, acetyldigoxin, methyldigoxin and digitoxin were compared in the cat. Equal doses of the ^{3}H-glycosides were administered i.v. to wake cats, the animals were sacrificed 5 hours after and the distribution pattern determined.

The concentration (per g wet weight) of the digitalis glycosides in the myocardium corresponds to 4 and 6$^0/_{00}$ of the dose/kg, and to about 12$^0/_{00}$ for strophanthin.

In the brain, strophanthin shows the lowest concentrations (0.03$^0/_{00}$) while methyldigoxin attains the highest ones (0.5$^0/_{00}$).

The distribution coefficient between brain and plasma water is strictly correlated to the lipoid solubility of the glycoside compound.

The course of the plasma levels pertains to variable concentration ranges; the highest levels were measured with digitoxin and the lowest ones with strophanthin and digoxin.

The plasma level of methyldigoxin is clearly above that of digoxin, which corresponds to a smaller distribution volume of methyldigoxin.

Renal clearance of methyldigoxin is lower than that of digoxin, it is minimal with digitoxin, whereas strophanthin and inulin clearances are the same.

During 5 hours, biliary elimination of digitalis glycosides was 3 to 5% of the dose, and only 0.6% for strophanthin.

Literatur

Beller, G. A., Smith, T. W., Hood, W. B.: Altered distribution of tritiated digoxin in the infarcted canine left ventricle. Circulation **46,** 572 (1972)

Bloom, P. M., Nelp, W. B.: Relationship of the excretion of tritiated Digoxin to renal function. Amer. J. med. Sci. **251,** 133 (1966)

Brodie, B. B., Kurz, H., Schanker, L. S.: The importance of dissociation constant and lipid-solubility in influencing the passage of drugs into the cerebrospinal fluid. J. Pharmacol. exp. Ther. **130,** 20 (1960)

Coltart, J., Howard, M., Chamberlain, D.: Myocardial and skeletal muscle concentrations of Digoxin in patients on long-term therapy. Brit. med. J. II (1972), 318

Deutscher, R. N., Harrison, D. C., Goldman, R. H.: The relation between myocardial ^{3}H-Digoxin concentration and its hemodynamic effects. Amer. J. Cardiol. **29,** 17 (1972)

Doherty, J. E., Perkins, W. H.: Studies following intramuscular tritiated digoxin in human subjects. Amer. J. Cardiol. **15,** 170 (1965)

Doherty, J. E., Perkins, W. H.: Tissue concentration and turn-over of tritiated digoxin in dogs. Amer. J. Cardiol. **17,** 47 (1966)

Doherty, J. E., Perkins, W. H., Flanagan, W. J.: The distribution and concentration of tritiated digoxin in human tissue. Ann. intern. Med. **66,** 116 (1967)

Doherty, J. E.: Digitalis glycosides. Ann. intern. Med. **79,** 229 (1973)

Dutta, S., Marks, B. H.: Factors that regulate Ouabain-^{3}H accumulation by the isolated guinea pig heart. J. Pharmacol. **170,** 318 (1969)

Greeff, K., Kasperat, H.: Vergleich der neurotoxischen Wirkung von Digitalisglykosiden und Geninen bei intracerebraler und intravenöser Injektion an Mäusen, Ratten und Meerschweinchen. Arch. exp. Path. Pharmak. **242,** 76 (1961)

Haberland, G., Maerten, C.: Ein spezifischer Deuterium- und Tritium-Austausch in Cardenoliden und Cardenolid-Glykosiden. Naturwissenschaften **56,** 516 (1969)

Kramer, P., Quellhorst, E., Horenkamp, I., Scheler, F.: Dialysance und prozentuale Elimination verschiedener Herzglykoside während der Hämo- und Peritonealdialyse. Klin. Wsch. **50,** 609 (1972)

Kübler, W., Smekal, P. von, Schumacher, K., Gerhard, W.: Vergleichende Untersuchungen über das Enzymverteilungsmuster im Reizleitungssystem und im Arbeitsmyokard. Verhandl. Dtsch. Ges. Kreislaufforschg. **35,** 169 (1969)

Kuschinsky, K., Lüllmann, H., Zwieten, P. A. van: A comparison of the accumulation and release of ^{3}H-Ouabain and ^{3}H-Digitoxin by guinea-pig heart muscle. Brit. J. Pharmacol. **32,** 598 (1968)

Lage, G. L., Spratt, J. L.: Structure-activity correlation of the lethality and central effects of selected cardiac glycosides. J. Pharmacol. exp. Ther. **152,** 501 (1966)

Lely, A. H., Enter, C. H. J. van: Non-cardiac symptoms of digitalis intoxication. Amer. Heart J. **83,** 149 (1972)

Lowry, O. W., Rosebrough, N. J., Farr, A. L., Randall, R. J.: Protein measurement with Folin phenol reagent. J. Biol. Chem. **193,** 265 (1951)

Marcus, F. J., Kapadia, G. G., Goldsmith, C.: Alteration of the body distribution of tritiated digoxin by acute hyperkalemia in the dog. J. Pharmacol. exp. Ther. **165,** 136 (1969)

Prindle, K. H., Skelton, C. L., Epstein, S. E., Marcus, F. J.: Influence of extracellular potassium concentration on myocardial uptake and inotropic effect of tritiated Digoxin. Circulation Res. **28,** 337 (1971)

Repke, K.: Metabolism of cardiac glycosides. First Int. Pharm. Meeting **3,** 47 (1961)

Rietbrock, N., Abshagen, U.: Stoffwechsel und Pharmakokinetik der Lanataglykoside beim

Menschen. Dtsch. med. Wschr. **98**, 117 (1973)
Russell, J. A., Klaassen, C. D.: Biliary excretion of cardiac glycosides. J. Pharmacol. exp. Ther. **186**, 455 (1973)
Schliack, H., Fischer, G., Ruiz-Torres, A.: Bild einer doppelseitigen retrobulbären Opticus-neuritis bei Digitalisüberdosierung. Dtsch. med. Wschr. **92**, 973 (1967)
Smith, T. W.: New approaches to the management of digitalis intoxication. Int. Symp. on Digitalis, S. 312, Oslo 1973 Gyldendal Norsk Forlag
Storz, H.: Zur Erhaltungsdosis von β-Methyldiagoxin. Herz/Kreisl. **4**, 396 (1972)
Vassalle, M., Kavis, I., Hoffman, B. F.: Toxic effects of Ouabain on Purkinje fibers and ventri-cular muscle fibers. Amer. J. Physiol. **203**, 433 (1962)

Diskussion

Organverteilung und zentralnervöse Nebenwirkungen

Jahrmärker: Den Kliniker interessiert, ob er mit unterschiedlichen neurotoxischen Neben-wirkungen bei den verschiedenen Glykosiden rechnen muß. In Ihren Tierversuchen stand Methyl-Digoxin zwischen Digitoxin mit der relativ stärksten und Digoxin mit geringerer Anreicherung im Zentralnervensystem. Dabei wird der Gehalt an markiertem Glykosid pro g Gewebe ge-messen. Beim Myokard bestand aber Einigkeit darüber, daß nur der an der Zellmembran wirk-same Glykosidanteil entscheidend ist, nicht die unspezifisch in die Zelle aufgenommene Glykosid-menge. Ist dies am Gehirn anders?

Benthe: Unsere Untersuchungen erlauben zwar keine Aussage zur neurotoxischen Wirkung, aber Voraussetzung für eine solche Wirkung ist, daß das Glykosid in das ZNS hineingelangt. Ich gebe diese Frage an den Kliniker weiter.

Blumberger: Psychotische Nebenwirkungen und entoptische Erscheinungen sind beim Digitoxin häufiger als beim Digoxin und kommen beim Strophanthin praktisch nicht vor.

Greeff: Storz berichtete über einige Fälle mit psychotischen Nebenwirkungen nach Methyl-Digoxin [Herz/Kreisl. **4**, 396 (1972)]. Haben auch andere Derartiges beobachtet?

Jahrmärker: Es handelte sich um Pat. im Alter von 70 bis 80 Jahren, z. T. mit Rhythmus-störungen, bei denen zentralvernöse Störungen leicht auftreten können. Im übrigen geben ameri-kanische Statistiken ohnehin zentralnervöse Nebenwirkungen in über 10 % der Intoxikations-fälle an (Schwiegk u. Jahrmärker, Handb. Inn. Med. IX/1, 4. Aufl., S. 490, 1960). Auch an eine vermehrte Kumulation im Alter ist zu denken.

König: Storz dosiert auch relativ hoch, weil er sich nach der Kammerfrequenz bei Flimmer-arrhythmie richtet. Vielleicht kann es dabei bereits wieder zur Herabsetzung der positiv inotropen Wirkung kommen, auch unabhängig von Rhythmusstörungen.

Klaus: Am isolierten Papillarmuskel besteht eine der ersten Erscheinungen der Toxizität in einer Abnahme der Kontraktionskraft. Es handelt sich um einen Dosisbereich, bei dem auch Arrhythmien auftreten. Es erscheint allerdings fraglich, ob dieser Bereich in der Klinik erreicht wird.

Hofer: In der Geriatrie wird vielfach Strophanthin gegenüber Digitalis bevorzugt. Wenn die Frequenz stärker abnimmt als das Schlagvolumen zunimmt, wirkt sich dies auf die Hirndurch-blutung ungünstig aus, ohne daß es sich um eine eigentliche neurotoxische Nebenwirkung handelt.

Kaufmann: Mit der Deutung inotroper Effekte muß man in der Klinik vorsichtig sein. Digitalis hat auch eine Wirkung auf die Kreislaufperipherie, indirekt einen Widerstandsabfall bei Rekompensation, direkt als Widerstandserhöhung im Arteriolenbereich.

Jahrmärker: In diesem Sinne wurde auch das Auftreten einer hämorrhagischen Darm-nekrose bei Schwerkranken als Intoxikationszeichen gedeutet.

Greeff: Die u. U. kritische Frequenzsenkung nach Digitalis ist zumindest teilweise zentralnervös bedingt, durch Zunahme der Vagus- und Abnahme der Sympathicuswirkung. Vielleicht ist das unterschiedliche Eindringen der Glykoside hier doch von Bedeutung.

Bodem: Kann man nach 5 Std. die Verteilung bereits als abgeschlossen ansehen?

Benthe: Marcus et al. fanden beim Hund bereits nach 1 und 4 Std. einen konstanten Gewebsgehalt im Myokard [J. Pharm. exp. Ther. **165**, 136 (1969)].

Köhler: Wurde bei den Versuchen mit i.v. Anwendung das Acetyl-Digoxin als originale Substanz gegeben?

Benthe: Ja. (Das in der Klinik eingeführte Präparat enthält dagegen in den Ampullen Digoxin.)

Bodem: Wurde bei den Verteilungsstudien nur die Radioaktivität im Gewebe gemessen, oder wurden auch die Substanzen selbst nachgewiesen?

Benthe: Soweit möglich wurde auch die chromatographische Analyse durchgeführt, insbesondere in Niere, Herz und Gehirn (vgl. Referat).

Lydtin: Wurde der Gewebswassergehalt im Gehirn mitbestimmt?

Benthe: Ja. Eine Beziehung zur Glykosidanreicherung bestand nicht.

Heinz: Glykoside setzen die Liquorproduktion im Plexus chorioideus herab. Man hat dies zur Behandlung des Hydrocephalus auszunutzen versucht.

Belz: Farbensehen tritt nach Proscillaridin weniger auf. Bei glykosidbedürftigen Pat. verschwanden neurotoxische Nebenwirkungen, die nach Digitoxin oder Acetyl-Digoxin aufgetreten waren, wenn auf Proscillaridin umgesetzt wurde. Nach Digitoxin können entoptische Erscheinungen bis 4 Wochen überdauern.

Jahrmärker: Vielleicht kann man als Resümee zu der heiklen Frage zentralnervöser Nebenwirkungen sagen, daß die Empirie dahin geht, daß vor allem alte Menschen mit eingeschränkter cerebraler Durchblutung disponiert sind, und daß diejenigen Glykoside, die sich stärker im Gehirn anreichern, anscheinend auch eher Nebenwirkungen hervorrufen. Ob die in das Gehirn aufgenommenen Substanzmengen über die Funktion eines Pool hinaus Bedeutung haben, erscheint offen.

Verteilungsraum und Kinetik

Kramer: Methyldigoxin soll einerseits einen kleineren Verteilungsraum haben, andererseits wird es vermehrt im Gehirn gefunden. Wir fanden nach i.v.-Gabe zu keiner Zeit Unterschiede in der Plasmakonzentration von Digoxin und Methyl-Digoxin.

Benthe: Bei der Katze war nach 5 Std. immer nur Methyl-Digoxin nachweisbar. Zu dieser Zeit liegt beim Menschen im Blut bereits ein Gemisch von Methyl-Digoxin und Digoxin vor. Änderungen des Verteilungsraums können ohne weiteres durch die Skelettmuskulatur bedingt sein, welche 50 bis 60% der applizierten Glykosidmenge bindet. Bereits eine — nicht meßbare — Änderung der Muskelbindung um 1% würde rechnerisch einer Halbierung oder Verdoppelung des Blutspiegels entsprechen.

Larbig: Wir haben einen kleineren Verteilungsraum für Methyl-Digoxin nicht bestätigen können. In der ersten Phase nach der i.v. Injektion war aber die renale Ausscheidung von Methyl-Digoxin geringer als die von Digoxin.

Kaufmann: Ist das nicht die Antwort auf die Frage, welches Verteilungsvolumen dem Methyl-Digoxin verschlossen ist. Ist es nicht einfach der Harn, der ja in die initialen Verteilungsvolumina mit eingeht?

Kramer: Ein verkleinerter Verteilungsraum kann durch eine vermehrte tubuläre Rückresorption vorgetäuscht werden, ebenso durch einen enterohepatischen Kreislauf. — Bemerkenswert ist Ihr Befund, daß der Strophanthingehalt im Myokard wesentlich höher als der anderer Glykoside lag. Könnte dies ein kinetischer Effekt sein, indem Strophanthin relativ schlecht diffusibel ist, gleichzeitig aber rasch renal eliminiert wird, so daß ein hoher Verteilungsquotient entsteht?

Heinz: Auch die Absolutwerte von Strophanthin pro g Feuchtgewicht nach 5 Std. waren doppelt so hoch wie die der anderen Glykoside.

Kramer: Möglicherweise war aber der Gewebsgehalt an Digoxin nach 1 Std. noch höher, nur wurde die Substanz rascher wieder abgegeben.

Jahrmärker: Wie einheitlich verhielt sich die Umwandlung von Methyl-Digoxin in Digoxin bei verschiedenen Probanden?

Benthe: Nach oraler Gabe von ß-Methyldigoxin lag die Umwandlung zum Digoxin zwischen 14% und maximal 42% bei 5 Probanden.

Zweigipfelige Plasmakurven nach einmaliger Glykosidgabe

Belz: In Ihren Kurven und in Abbildungen der Literatur fällt auf, daß nach einmaliger i.v.-Injektion die Plasmakonzentration von Glykosiden etwa nach 10 Std. einen Wiederanstieg zu einem zweiten Gipfel zeigt. Wir haben dies besonders nach Proscillaridin gesehen, bei Messung des Glykosidspiegels mit der Rubidiummethode [Europ. J. Clin. Pharmacol. 7, 95 (1974)].

Kramer: Wir haben solche Verläufe der Plasma-Radioaktivität auch nach Injektion von ^{3}H-Digitoxin gesehen.

Greeff: Kann der zweite Gipfel auf einer zweiphasischen Resorption aus den unteren Darmabschnitten beruhen?

Jahrmärker: Die Geschwindigkeit der Magendarmpassage und der enterohepatische Kreislauf kämen hier mit ins Spiel.

Belz: Ein zweiter Gipfel tritt nicht nur nach oraler Gabe, sondern — allerdings weniger stark ausgeprägt — auch nach i.v.-Applikation auf. Es könnte sich auch um eine Bindung und Wiederfreisetzung durch bestimmte Gewebe handeln. Ob auch der klinische Effekt entsprechend wechselt, läßt sich nicht sicher sagen.

Haberland: Wahrscheinlich liegt die Erklärung darin, daß zu dieser Zeit ein anderes Stoffgemisch vorliegt. Vom Digoxin wissen wir, daß nach etwa 10 Std. die wasserlöslichen Metabolite zurücktreten. Sie erfassen die biologische Wirkung im Rubidium[86]-Assay aber nur von den Methylenchlorid-löslichen Anteilen.

Wasserlösliche Metabolite und biologische Wirksamkeit

Jahrmärker: Über die Bestimmungsmethoden wird noch zu sprechen sein. Jedenfalls muß bei jeder Aussage angegeben werden, ob sie sich auf die ATPase-Hemmung bezieht oder welche Substanzen mit der radioimmunologischen Testung bestimmt werden und ob diese noch biologisch wirksam sind. Bei allen Unstimmigkeiten werden die wasserlöslichen, unidentifizierten Metabolite von fraglicher biologischer Wirksamkeit in die Debatte geworfen.

Haberland: Wasserlösliche Metabolite finden wir nach Digoxin, Methyldigoxin und Digitoxin besonders im Verlauf des ersten halben Tages, danach geht ihr Anteil laufend zurück. Er ist bei verschiedenen Species und Substanzen verschieden und unterliegt anderen Stoffwechselbedingungen als das Glykosid selbst. Wasserlösliche Metabolite treten nach Digitoxin und Methyl-Digoxin mehr als nach Digoxin, und bei der Ratte mehr als beim Menschen auf. Als wasserlöslich bezeichne ich die Metabolite, die bei bis zu 10maliger Extraktion mit Chloroform zurückbleiben. Ob ihr Sterangerüst noch intakt ist, können wir noch nicht sagen. Offensichtlich sind sie großenteils an Schwefelsäure und Glucuronsäure gebunden, wobei diese Bindung aber nicht am Genin erfolgt.

Kaufmann: Sind die wasserlöslichen Metabolite am Herzen wirksam? Und wäre es denkbar, daß eine Substanz die ATPase hemmt, aber nicht positiv inotrop wirksam ist?

Haberland: Das ist eine Grundfrage der Glykosidwirkung (vgl. Referat Klaus). Vom chemischen Standpunkt aus kann man sagen, daß eine höhere Hydroxylierung die akute Wirksamkeit an der Kontraktion steigert. Über die Wirksamkeit der wasserlöslichen Metabolite können wir noch nichts sagen.

Benthe: Man kann die membranständige Na^+-K^+-aktivierbare ATPase z. B. durch DDT hemmen, in vergleichbaren Konzentrationen wie mit Herzglykosiden, und niemand würde dabei positiv inotrope Effekte erwarten.

Belz: Canrenon, die Wirksubstanz von Spironolactone (Aldactone®), hemmt den Rubidium-Transport, also die ATPase, und bekanntlich wirkt Canrenon auch positiv inotrop.

Jahrmärker: Verschiedene Steroide wie Cortisol und Aldosteron wirken kontraktionsteigernd, und zwar auch am isolierten Papillarmuskel (A. M. Lefer, in: Tanz et al., Myocardial Contractility, New York, S. 611, 1967).

Greeff: Natürlich gibt es Gifte, welche die ATPase zerstören. Wenn es sich aber um Glykoside und deren Metabolite handelt, ist eine Parallelität zwischen ATPase-Hemmung und biologischer (positiv inotroper) Wirksamkeit doch sehr naheliegend.

Klaus: Man kann am isolierten Organ die Membran-ATPase durch eine ganze Reihe verschiedener Stoffe hemmen, ohne daß die Kontraktionskraft verändert wird. Es ist natürlich ausgeschlossen, daß beim Menschen z. B. DDT-Konzentrationen erreicht werden, welche Auswirkungen auf die Leistung des Herzens haben könnten. Wenn man die Glykoside und ihre Metabolite betrachtet, darf man aber eine Korrelation zwischen ATPase-Hemmung und Herzwirksamkeit annehmen.

G. Bodem

Bestimmungsmethoden und klinische Interpretation von Digitalisblutspiegeln

„Ich bin mehr und mehr davon überzeugt, daß Digitalis bei richtiger Anwendung eines der verträglichsten und wirksamsten Arzneimittel ist. Es ist nicht nötig, daß Übelkeit oder irgendeine andere Nebenwirkung unter der Behandlung auftreten."

Beinahe 200 Jahre nach dieser Feststellung Witherings erscheinen noch Berichte über Intoxikationen bei 7 bis 22% der Kranken, die mit Digitalis behandelt werden. Wenn man bedenkt, daß 20% der erwachsenen Patienten, die einer ständigen ärztlichen Behandlung bedürfen, Digitalis einnehmen, kann man sich ein Bild über das Problem der Digitalisüberdosierung in einer Medizinischen Klinik machen. Durch die zahlreichen Untersuchungen mit radioaktiv-markierten Herzglykosiden in den letzten 20 Jahren konnten wenig grundlegende neue Erkenntnisse zur Vermeidung dieser gefährlichen Komplikationen gewonnen werden. Sie brachten zwar Aufschluß über pharmakokinetische Eigenschaften, wie enterale Absorption und Ausscheidung, bestätigten aber im wesentlichen die in der Klinik empirisch gewonnenen Vorstellungen. Verwertbare Ergebnisse konnten über die Schnellsättigung und über die Elimination von Digitalis bei Nierenerkrankungen gefunden werden. Inzwischen wurden Methoden zur Bestimmung der Konzentration von Digitalis im Plasma entwickelt, die hoffen lassen, daß die pharmakologische Wirkung in eine engere Beziehung zu Plasmaspiegeln gebracht werden kann, als zu einer oral verabreichten Erhaltungsdosis.

Hemmung der Rubidiumaufnahme in Erythrocyten

Die Aufnahme von Kalium in Erythrozyten wird von Herzglykosiden durch die Hemmwirkung auf die von Natrium- und Kaliumionen stimulierte Membran-ATPase behindert. Love und Burch konnten zeigen, daß Rubidium analog Kalium von der Zelle aufgenommen wird. Diese Beobachtungen führten zu dem von Lowenstein beschriebenen Assay der Hemmwirkung von Digitalis auf die Rubidiumaufnahme in Erythrozyten (Abb. 1).

Digoxin oder Digitoxin werden aus Plasma in Methylenchlorid extrahiert. Der Extrakt wird zur Trockene gebracht und der Rückstand in physiologischer Kochsalzlösung aufgenommen. Dann wird für 2 Stunden mit gewaschenen Erythrozyten und nach Zugabe von ^{86}Rb als Rubidiumchlorid für eine weitere Stunde inkubiert. Danach werden die roten Blutzellen zweimal mit einer Pufferlösung gewaschen und die Radioaktivität in den Erythrozyten oder in der Pufferlösung bestimmt.

Die Empfindlichkeit dieser Methode erlaubt die Erfassung therapeutischer Digoxin- und Digitoxinplasmakonzentrationen. Die Einführung des Extraktionsschrittes konnte die Anzahl der interferierenden Substanzen erheblich vermindern. Dennoch sind die Resultate bei Patienten, die Phenothiazine oder Lidocain erhalten, nicht sicher beurteilbar.

<pre>
                    Inhibition of Red Cell ⁸⁶Rb Uptake

              Plasma
                │
                │   Methylene Chloride Extraction
                │   Evaporation
                │
              Reconstitution (.9% Na Cl)
                │   Add Washed Red Blood Cells
                │   ⁸⁶Rb
                │   Incubation
                │
                │   Wash Twice with Buffer
                │
              Scintillation Counting
</pre>

Abb. 1. Schematische Darstellung der wesentlichen Schritte der Rubidiummethode

Hemmung der Na⁺- und K⁺-aktivierten ATPase

Auf dem gleichen Grundprinzip beruht das Verfahren der Hemmung der aus Tier-
hirn gewonnenen ATPase. Digitoxin wird aus Plasma in Methylenchlorid extrahiert
Abb. 2). Der Extrakt wird zur Trockene gebracht und der Rückstand in eine gepufferte
Lösung aufgenommen, die in entsprechenden Konzentrationen Natrium, Kalium, Ma-
gnesiumionen und aus Schweine- oder Rinderhirn präparierte Membran-ATPase enthält.
Nach einer Vorinkubation von 5 bis 10 Minuten wird eine bestimmte ·Menge ATP zugegeben und die Inkubation für weitere 15 Minuten fortgesetzt. Die enzymatische Reaktion wird durch Zugabe von eiskalter verdünnter Trichloressigsäure unterbrochen und
die Aktivität der ATPase durch Bestimmung des freien Phosphats gemessen.

<pre>
                Inhibition of Na-K-ATP-ase (Brain)

              Plasma
                │
                │   Methylene Chloride Extraction
                │   Evaporation
                ↓
              Reconstitution (Buffered Reaction Mixture
                    Containing Appropriate Conc. of
                    Mg⁺⁺, Na⁺, K⁺ + ATPase)
                    Add ATP
              Incubation
                │
                │   Add Cold TCA
                ↓
              Assay of Inorganic Phosphate
</pre>

Abb. 2. Aufarbeitung von Plasma zur Durchführung des „Hirn-ATP-ase-Assays"

Diese Methode nimmt nicht viel Zeit oder eine aufwendige apparative Ausrüstung in
Anspruch; es muß jedoch immer wieder neu ATPase präpariert werden. Das Verfahren
läßt nur die Analyse von Digitoxinspiegeln zu, da die minimal erfaßbare Glykosid-
konzentration bei 1 ng/ml Plasma liegt.

Radioimmunoassay

Herzglykoside haben selbst keinen Antigencharakter, da ihre Moleküle zu klein sind. Butler benutzte die von Erlanger und Beiser für die Hapten-Proteinbindung beschriebene Methode der Periodatoxydation und konnte das oxydierte Digoxin mit Natriumborohydrid bei alkalischem pH an Albumin binden. Bei *einer* Injektion von Antigen pro Woche liegen die Antikörpertiter bei Kaninchen nach ungefähr 3 bis 6 Monaten so hoch, daß sie für Plasmaspiegelbestimmungen des entsprechenden Glykosids ausreichen.

Die Methode zur Messung von Digitaliskonzentrationen wurde nach dem von Yalow und Berson ausgearbeiteten Radioimmunoassay für die Insulinbestimmung entwickelt (Abb. 3). Zu Patientenplasma wird eine bestimmte Menge ^{3}H-Digoxin oder ^{3}H-Digitoxin

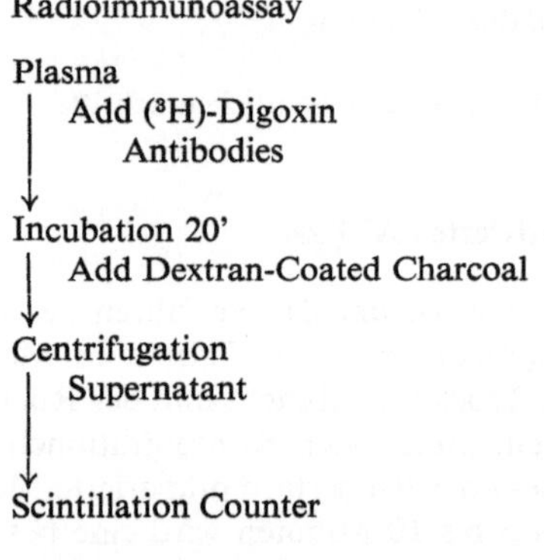

Abb. 3. Radioimmunologische Methode

zugegeben. Nach sorgfältigem Schütteln wird mit einer kleinen Menge von verdünntem Antiserum für 20 Minuten inkubiert. Dann wird Dextrankohle zugesetzt, die das nicht an Antikörper gebundene Digitalis absorbiert. Nach Zentrifugieren wird der Überstand in ein Zählgläschen dekantiert und die Radioaktivität bestimmt.

Der Radioimmunoassay ist die einzige Methode, bei der auf eine Extraktion des Glykosids verzichtet werden kann. Die große Empfindlichkeit erlaubt, mit geringen Plasmamengen auszukommen. Außerdem empfiehlt sich dieses Verfahren wegen des kurzen Zeitaufwands für die Klinik. Da die verwendeten Antikörper gegen das Aglykon des Glykosids gerichtet sind, werden Metabolite bei dieser Methode miterfaßt. Bertler fand nach oraler Gabe von Spironolactone radioimmunologische Werte, die 1 ng Digoxin pro ml Plasma entsprechen. Da T. Smith keine Interferenz der Digoxinbindung durch Spironolactone in vitro nachweisen konnte, müssen Bertlers Befunde auf ein Stoffwechselprodukt dieses Arzneimittels zurückgeführt werden. Auch nach der Gabe von Cortisol wurden im Plasma falsch positive Werte bestimmt.

Enzymatic Isotope Displacement Assay

Zellmembranen von Säugetieren enthalten durch Natrium- und Kaliumionen stimulierbare ATPase, die Herzglykoside bindet. Brooker und Jeliffe nutzten diese Eigenschaft und entwickelten den Enzymatic Isotope Displacement Assay (Abb. 4).

Serum wird mit Chloroform extrahiert. Der Extrakt wird eingedampft und der Rückstand in Toluol-Trispuffer aufgenommen. Die Toluolphase wird verworfen, ^{3}H-Ouabain zugesetzt und anschließend mit einer kleinen Menge ATPase für 30 bis 60 Minuten inku-

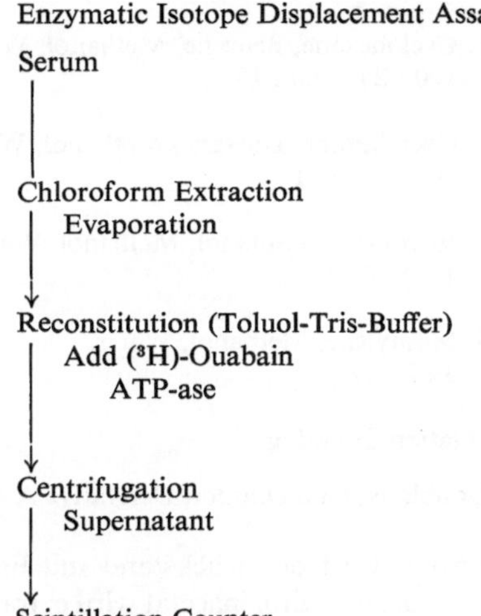

Abb. 4. Analyse von Serum mit der „Enzymatic Isotope Displacement" Methode

biert. Dann wird die Suspension zentrifugiert und die Radioaktivität des Überstandes, der nur freies ³H-Ouabain enthält, bestimmt.

Die relativ kurze Zeit zur Aufarbeitung von Serumproben und die große Empfindlichkeit empfehlen diese Methode für den Routinegebrauch. Das Glykosid muß zwar extrahiert werden, aber im Gegensatz zu dem Radioimmunoassay kann auf eine Korrektur des Löscheffektes verzichtet werden. Na- und K-stimulierbare ATPase muß in einem 14tägigen Abstand neu präpariert werden.

Double Isotope Dilution Derivative Assay

Lukas und Peterson berichteten 1966 zum erstenmal über die Double Isotope Dilution Derivative-Methode zur Digitoxinbestimmung im Plasma (Abb. 5).

Eine bestimmte Menge ³H-Digitoxin wird Plasma zur Korrektur der während der Aufarbeitung entstehenden Verluste vor der Extraktion mit Methylenchlorid zugegeben.

Double Isotope Dilution Derivative Assay

Plasma

Add (³H)-Digitoxin

Methylene Chloride Extraction

Paperchrom. (Cyclohexane, Dioxane, Methanol, Water,
4 : 4 : 2 : 1)

Dichlormethane Elution
Acetic Anhydride-1-¹⁴C
4 Days, 56° C

Paperchrom. 4×
(1. Cyclohexane, Benzene, Methanol, Water,
100 : 25 : 100 : 15

2. Cyclohexane, Dioxane, Methanol, Water,
10 : 2 : 10 : 1

3. Isocotane, T-Butanol, Methanol, Water,
4 : 2 : 4 : 1

4. Mesitylene, Methanol, Water,
3 : 2 : 1)

Scintillation Counting

Abb. 5. Double Isotope Dilution Derivative Assay

Nach weiteren Reinigungsschritten wird der Rückstand mit Essigsäureanhydrid-1-^{14}C für 4 Tage behandelt. Das entstandene Digitoxinacetat wird extrahiert und durch Papierchromatographie in vier verschiedenen Lösungsmitteln von interferierenden Begleitsubstanzen getrennt. Aus dem ^{14}C-Gehalt kann dann die Digitoxinmenge und aus dem ^{3}H-Gehalt die Ausbeute berechnet werden.

Mit diesem Verfahren ist es nur möglich, Glykosidkonzentrationen über 1 ng/ml Plasma zu erfassen. Es ist daher nicht zur Bestimmung von Digoxinblutspiegeln geeignet. Wegen des großen Zeitaufwands für die Aufarbeitung ist die Methode für klinische Untersuchungen wenig zweckmäßig.

Gaschromatographie

Jeliffe gelang es zum erstenmal, gaschromatographisch Herzglykoside quantitativ zu bestimmen. Diese Methode beruhte auf der Bildung von halogenierten Digitalisderivaten,

Gas Chromatography

Plasma

Add (^{3}H)-Digoxin

Methylene Chloride Extraction

Florisil Column

TLC (Benzene-Methanol, 5 : 1)
Heptafluorobutyric Anhydride
Derivatization

TLC (Benzene-Ethylacetate, 7 : 3)

Scintillation Counting — GLC

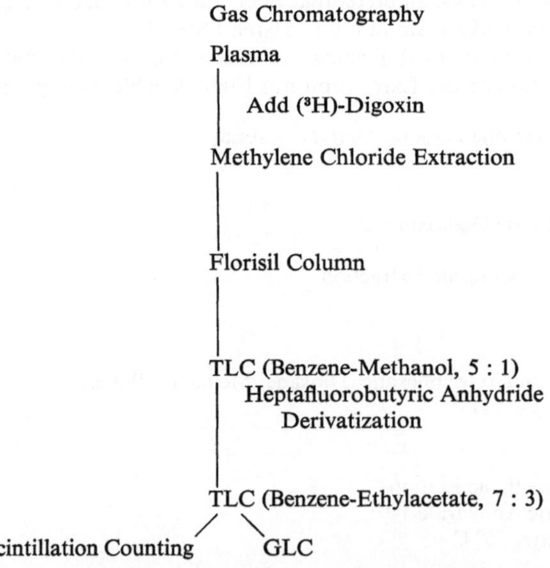

Abb. 6. Reinigungsschritte zur gaschromatographischen Bestimmung von Digitalisblutspiegeln

die in einem Gaschromatographen mit Elektroneneinfang-Detektor analysiert wurden. Watson und Kalmann berichteten 1971 über eine gaschromatographische Methode, die das Messen von Digoxinspiegeln im Blut erlaubt (Abb. 6). Um Verluste während der Ausarbeitung auszugleichen, werden den Plasmaproben bestimmte Mengen an ^{3}H-Digoxin zugesetzt. Das Glykosid wird nach zahlreichen Reinigungsschritten durch Extraktionen, Säulen- und Dünnschichtchromatographie zum Genin hydrolysiert und mit Heptafluorbuttersäureanhydrid reagiert. Das entstandene Reaktionsprodukt wird dann nach dünnschichtchromatographischer Trennung von Begleitsubstanzen in einem Gaschromatographen mit Elektroneneinfang-Detektor analysiert.

Das Verfahren erfordert einen großen apparativen und zeitlichen Aufwand, ist aber sehr spezifisch und bietet wegen der hohen Empfindlichkeit die Möglichkeit, Untersuchungen über den Stoffwechsel von Glykosiden durchzuführen.

Interpretation

Die klinische Interpretierbarkeit von Digitalisblutspiegeln setzt voraus, daß zwischen Myokard und Plasma ein relativ konstantes Konzentrationsverhältnis besteht. Bestimmungen von Gewebskonzentrationen bei Patienten, denen vor dem Tode ^{3}H-Digoxin injiziert wurde, ergaben ein durchschnittliches Konzentrationsverhältnis von 30:1 zwischen Myokard und Plasma. Neuere radioimmunologische Untersuchungen, die von Coltart und Mitarbeitern durchgeführt wurden, zeigten ein Konzentrationsverhältnis von 64:1 bei Patienten, die sich nach einer jahrelangen Digoxintherapie einer offenen Herzoperation unterziehen mußten. Allerdings konnten individuelle Schwankungen um das Vierfache festgestellt werden. Diese Ergebnisse stehen im Gegensatz zu Untersuchungen von Redford, der eine semilogarithmische Beziehung von Plasmaspiegeln und Myokardkonzentrationen fand. Chamberlain war es nicht gelungen, eine konstante Beziehung herzustellen. Sicher sind Plasmaspiegel erst nach dem Erreichen des Pseudoequilibriums, wenn die Plasmaspiegelkurve beginnt im Sinne einer einfachen Exponentialen abzufallen, auf eine bestimmte Konzentration am Erfolgsorgan interpretierbar. Abb. 7 zeigt den Verlauf der ^{3}H-Konzentrationen nach intravenöser und oraler Verabreichung von Digoxin. In beiden Fällen ist das Pseudoequilibrium nicht vor 8 Stunden nach der Verabreichung erreicht.

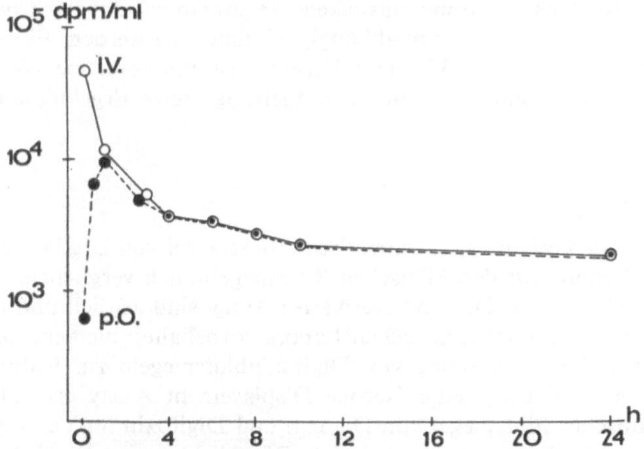

Abb. 7. Typische ^{3}H-Plasmaspiegelkurve nach oraler und intravenöser Verabreichung von ^{3}H-Digoxin bei 2 Patienten

Die meisten Untersuchungen über die enterale Absorption von Digitalis wurden mit radioaktiv-markierten Substanzen in alkoholischer Lösung vorgenommen. Unter diesen Bedingungen wurde eine Absorptionsquote von 70% für Digoxin und 100% für Digitoxin ermittelt. Blutspiegelbestimmungen nach oraler Verabreichung von Digoxin wurden dazu herangezogen, um Hinweise über die enterale Absorption dieses Arzneimittels zu gewinnen. Bei der Verabreichung von Digoxintabletten verschiedener Herstellerfirmen wiesen dieselben Patienten unterschiedliche maximale Blutspiegel auf, was auf eine große Bedeutung der galenischen Zubereitung für die enterale Aufnahme von Digoxin schließen läßt. Große Differenzen in den Blutspiegeln bei verschiedenen Versuchspersonen nach der Gabe der gleichen Digoxintabletten wurden als individuelle Unterschiede in der intestinalen Absorption des Medikaments gedeutet. Heizer und Smith führten niedrige Digoxinplasmaspiegel beim Malabsorptionssyndrom auf eine verminderte Absorption von Digoxin zurück. Diese Beobachtung konnte beim Maldigestionssyndrom nicht gemacht werden. Bei oraler Verabreichung von Digoxin nach einer Mahlzeit muß mit einer Verzögerung der Absorption gerechnet werden, da die Blutspiegel erst nach Stunden das Maximum erreichen. Wird Digoxin oral zusammen mit Neomycin verabreicht, liegen die Plasmakonzentrationen niedriger, da das Antibiotikum in den Absorptionsprozeß des Glykosids einzugreifen scheint. Oliver konnte zeigen, daß nach oraler Gabe von Digoxin bei Patienten mit einer manifesten Rechtsherzinsuffizienz die Plasmaspiegel niedriger lagen als nach der cardialen Rekompensation.

Bei Intoxikationen liegen die Blutspiegel von Digoxin und Digitoxin höher als bei gutem Behandlungserfolg. Die therapeutische Digoxinplasmakonzentration wird in einem Bereich von 0,5 bis 2 ng/ml angegeben. Allerdings berichten fast alle Autoren über eine deutliche Überlappung von therapeutischen und toxischen Blutspiegeln. Individuelle Unterschiede des Verteilungsraumes — bei unseren Untersuchungen schwankte der Verteilungsraum im Pseudoequilibrium erheblich — und des Konzentrationsverhältnisses scheinen für diese Faktoren ebenso verantwortlich zu sein wie Faktoren, welche die individuelle Digitalistoleranz verändern. Ältere Patienten entwickeln eher Intoxikationssymptome, wofür eine coronare Minderdurchblutung und eine verminderte Ausscheidung des Glykosids verantwortlich sein können. Pharmakokinetische Untersuchungen mit ^{3}H-Digoxin bei Patienten mit eingeschränkter Nierenfunktion ergaben eine direkte Korrelation zwischen Kreatinin- und Digoxinclearance.

Nierenkranke stellen einen hohen Anteil der Patienten, die unter einer Digoxinbehandlung Intoxikationssymptome entwickeln. Digitoxin scheint nach neueren Untersuchungen von der Nierenfunktion unabhängig eliminiert zu werden. Für einige Arzneimittel wurde bei Urämikern ein kleinerer Verteilungsraum berechnet als bei gesunden Versuchspersonen. Für Digoxin sind hierüber allerdings keine Ergebnisse bekannt.

Zusammenfassung

Mehrere Methoden erlauben, therapeutische Blutspiegel von Digitalis zu messen. Sie werden in ihrer Eignung für den klinischen Routinegebrauch verglichen. Gaschromatographie und Double Isotope Dilution Derivative Assay sind zeitlich und apparativ aufwendige Verfahren, die wissenschaftlichen Labors vorbehalten bleiben. Das Hirn-ATPase-Assay läßt nur die Bestimmung von Digitoxinblutspiegeln zu. Rubidiummethode, Radioimmunoassay und Encymatic Isotope Displacement Assay ermöglichen die Erfassung therapeutischer Blutspiegel von Digoxin und Digitoxin im Verlauf von wenigen Stunden. Die klinische Interpretierbarkeit von Digitalisblutspiegeln wird unter Berücksichtigung der bekannten pharmakokinetischen Parameter der entsprechenden Glykoside aufgezeigt.

Summary

Several methods for the determination of digitalis in the blood are described and their applicability as routine assays discussed. Gaschromatography and double isotope dilution derivative assay make a well equipped scientific laboratory necessary. The brain-ATP ase-assay allows to measure digitoxin blood levels only. The rubidium method, the radioimmuno assay as well as the enzymatic isotope displacement assay are appropriate for the determination of therapeutic blood levels of digoxin and digitoxin within a few hours. The knowledge of the pharmacokinetic parameters of the cardiac glycosides for a proper interpretation of their bloodlevels is important.

Literatur

Beller, G. A., Smith, T. W., Abelmann, W. H., Haber, E., Hood, W. B.: Digitalis intoxication: A prospective study with serum level correlations. New Engl. J. Med. **284,** 989 (1971)

Bertler, A., Redfors, A.: An improved method of estimating digoxin in human plasma. Clin. Pharmacol. Ther. **11,** 165 (1970)

Bertler, A.: Symposium über Herzglykoside, Oslo 1973

Binnion, P. F., Morgan, L. M., Stevenson, H. M., Fletcher, E.: Plasma and myocardial digoxin concentrations in patients on oral therapy. Brit. Heart J. **31,** 636 (1969)

Bodem, G., Gilfrich, H. J.: Digoxinkonzentration im Serum. Dtsch. med. Wschr. **97,** 632 (1972)

Brooker, G., Jeliffe, R. W.: Serum cardiac glycoside assay based upon displacement of ^{3}H-oubain from Na-K ATPase. Circulation **45,** 20 (1972)

Butler, jr., V. P.: Digoxin immunologie approaches to measurement and reversal of toxicity. New Engl. J. Med. **283,** 1150 (1970)

Coltart, J., Howard, M., Chamberlain, D.: Myocardial and skeletal muscle concentrations of digoxin in patients on longterm therapy. Brit. med. J. **II,** 318 (1972)

Doherty, J. E., Perkins, W. H., Wilson, M. C.: Studies with tritiated digoxin in renal failure. Amer. J. Med. **37,** 536 (1964)

Doherty, J. E., Perkins, W. H.: Tissue concentration and turnover of tritiated digoxin in dogs. Amer. J. Cardiol. **17,** 47 (1966)

Doherty, J. E., Perkins, W. H., Flanigan, J.: The distribution and concentration of tritiated digoxin in human tissues. Ann. inter. Med. **66,** 116 (1967)

Erlanger, B. F., Beiser, S. M.: Antibodies specific for ribonucleosides and ribonucleotides and their reaction with DNA. Proc. Acad. Sci. U.S.A. **52,** 68 (1964)

Ewy, G. A., Kapadia, G. G., Yao, L., Lullin, M., Marcus, F. I.: Digoxin metabolism in the elderly. Circulation **39,** 449 (1969)

Fogelman, A. M., La Mort, J. T., Finkelstein, S., Rado, E., Pearce, M. L.: Failibility of plasma-digoxin in differentiating toxic from non-toxic patients. Lancet **II,** 727 (1971)

Gibaldi, M., Perrier, D.: Drug distribution and renal failure. J. clin. Pharmacol. **12,** 201 (1972)

Heizer, W. D., Smith, T. W., Goldfinger, S. E.: Absorption of digoxin in patients with mal-absorption syndromes. New Engl. J. Med. **285,** 257 (1971)

Jeliffe, R. W.: New derivative for gas-liquid chromatography of digitoxin and digitoxigenin. Circulation **28,** 743 (1963)

Jeliffe, R. W., Blankenhorn, D. A.: Improved method of digitalis therapy in patients with re-duced renal function. Circulation **36,** Suppl. 2, 150 (1967)

Lindenbaum, J., Mellow, M. H., Blackstone, M. O., Butler, jr., V. P.: Variation in biological availability of digoxin from four preparations. New Engl. J. Med. **285,** 1344 (1971)

Lindenbaum, J., Manlitz, K. M., Saha, J. R., Shea, N., Butler, jr., V. P.: Impairment of digoxin absorption by neomycin. Clin. Res. **20,** 410 (1972)

Love, W. D., Burch, G. E.: A comparison of potassium rubidium and cesium as tracers of potassium in the study of cation metabolism of human erythrocytes in vitro. J. Lab. Clin. Med. **41,** 351 (1963)

Lowenstein, J. M.: A method for measurement of plasma levels of digitalis glycosides. Circulation **31,** 228 (1965)

Lowenstein, J. M., Corrill, E. M.: An improved method for measuring plasma and tissue concentrations of digitalis glycosides. J. Lab. clin. Med. **67**, 1048 (1966)

Lukas, D. S., Peterson, R. E.: Double isotope dilution derivative assay of digitoxin in plasma, urine, and stool of patients maintained on the drug. J. clin. Invest. **45**, 782 (1966)

Manninen, V., Melin, J., Hartel, G.: Serum-digoxin concentrations during treatment with different preparations. Lancet **II**, 934 (1971)

Medzihradsky, F., Nandhasri, P. S., Khanna, U.: Enzymatic determination of cardiac glycosides. Biochem. Med. **5**, 285 (1971)

Oliver, G. C.: Symposium über Herzglykoside, Oslo 1973

Schatzmann, H. J.: Herzglykoside als Hemmstoff für den aktiven Kalium- und Natriumtransport durch die Erythrozytenmembran. Helv. physiol. pharmacol. Acta **11**, 346 (1953)

Smith, T. W., Butler, jr., V. P., Haber, E.: Determination of therapeutic and toxic serum digoxin concentrations by radioimmunoassay. New Engl. J. Med. **281**, 1211 (1969)

Smith, T. W.: Radioimmunoassay for serum digitoxin concentration: methodology and clinical experience. J. Pharmacol. exp. Ther. **175**, 352 (1970)

Smith, T. W., Butler, jr., V. P., Haber, E.: Characterization of antibodies of high affinity and specificity for the digitalis glycoside digoxin. Biochemistry **9**, 331 (1970)

Smith, T. W., Haber, E.: Digoxin intoxikation: the relationship of clinical presentation to serum digoxin concentration. J. clin. Invest. **49**, 2377 (1970)

Sodemann, W. A.: Diagnosis and treatment of digitalis toxicity. New Engl. J. Med. **273**, 35 (1965)

Storstein, L.: Symposium über Herzglykoside, Oslo 1973

Watson, E., Kalman, S. M.: Assay of digoxin in plasma by gas chromatography. J. of Chromatography **56**, 209 (1971)

White, R. J., Chamberlain, D. A., Howard, M., Smith, T. W.: Plasma concentrations of digoxin after oral administration in the fasting and postprandial state. Brit. med. J. **I**, 380 (1971)

Wirth, K., Bodem, G., Dengler, H. J.: Kinetik und Stoffwechsel von Digoxin und verwandten Herzglykosiden beim Menschen. Naunyn-Schmiedebergs Arch. Pharmak. **269**, 427 (1971)

Wirth, K., Bodem, G., Dengler, H. J.: Resorption, Ausscheidung und Stoffwechsel von Digoxin und Digoxin-verwandten Glykosiden. In Aktuelle Digitalisprobleme S. 51–61, München, Berlin, Wien: Urban und Schwarzenberg, 1972

Yalow, R. S., Berson, S. A.: Immunassay of plasma insulin. Meth. biochem. Anal. **12**, 69 (1964)

Diskussion

Methode der Hemmung der Rubidiumaufnahme an Erythrozyten

Belz: Der wesentliche Vorteil der Rubidiummethode, mit der wir uns besonders beschäftigt haben, besteht darin, daß sie für fast jedes beliebige Glykosid eingesetzt werden kann und daß auch biologisch aktive Metabolite erfaßt werden. In der ursprünglichen Version von Lowenstein war die Methode jedoch sehr ungenau. Durch die Einführung des Extraktionsschrittes wurde sie wesentlich verbessert. Es kommt darauf an, daß eine ausreichende Menge von Plasma extrahiert wird. Wir benutzen 10 ml. Das reicht aus, um in den steilen Teil der Hemmkurve zu kommen.

Jahrmärker: Wie lang inkubieren Sie? Trifft es zu, daß eine Kurzinkubation ungenau ist?

Belz: Die Vorinkubation dauert 1 Std., die Hauptinkubation 3 Std. Zusammen mit der Extraktion ist der Zeitaufwand also nicht gering. Bei kürzerer Inkubation wird die Methode ungenau. Wir haben im therapeutischen Bereich einen Variationskoeffizienten von $\sim 6\%$ [Klin. Wschr. **52**, 640 (1974)].

Jahrmärker: Gibt es Metabolite, die aktiver sind als ihre Ausgangssubstanz?

Belz: Bei der Untersuchung von 23 Glykosiden und Metaboliten haben wir z. B. im Digoxigenin-mono-digitoxosid einen derartigen Metaboliten gefunden [Naunyn-Schmiedeberg's Arch. Pharmacol. **280**, 353 (1973)].

Haberland: Wie verhält sich g-Strophanthin in Ihrem Test? Da es mit Methylenchlorid nicht extrahierbar ist, kann es im Extrakt auch nicht nachgewiesen werden.

Belz: Bei g-Strophanthin ist die Methode klinisch nicht anwendbar. (Bei Zusatz zum Versuchsansatz kann es selbstverständlich an der Hemmung der Rubidiumaufnahme gemessen werden.) Cymarin ist dagegen Methylenchlorid-extrahierbar.

Jahrmärker: Läßt sich nicht auf die Extraktion verzichten?

Belz: Ohne Extraktion reicht die Glykosidmenge für den Nachweis nicht aus. Darauf beruhte die Ungenauigkeit der Originalmethode von Lowenstein. Auch die Extraktion mit Chloroform bringt keinen Vorteil. Vielleicht ist Acetat geeignet?

Haberland: Dann bekommen Sie zu viele Störungen in das System.

Greeff: Der größte Nachteil der Rubidiummethode besteht also in der Extraktion, d. h. in der Unsicherheit, ob man alle Glykoside und aktiven Metabolite, insbesondere die wasserlöslichen, erfaßt. Bei der radioimmunologischen Methode wiederum erfaßt man mehr oder weniger alles, was Steroidnatur hat, und man benötigt den jeweils passenden Antikörper ausreichender Spezifität und das entsprechende markierte Glykosid.

Methode der Hirn-ATPase-Hemmung

Bodem: Die Bestimmungsmethode mittels Hemmung der Hirn-ATPase kommt m. E. für praktische Zwecke schon deshalb nicht in Frage, weil sie wegen der geringen Empfindlichkeit praktisch nur zur Bestimmung von Digitoxin-Blutspiegeln ausreicht.

Belz: Oder man müßte eine sehr große Blutmenge extrahieren.

Methode der Isotopenverdrängung an der ATPase

Belz: Nach unseren Erfahrungen ist die Methode für klinische Messungen nicht brauchbar. Man setzt der ATPase gleichzeitig markiertes Ouabain und die zu messende glykosidhaltige Probe zu. Je mehr unmarkiertes Glykosid in der Probe enthalten ist, um so mehr markiertes Glykosid wird vom Rezeptor verdrängt. Wenn Ouabain in der Probe enthalten ist, läßt sich die Verdrängungskinetik sehr gut erfassen. Bei anderen Glykosiden erfolgt bis zu einer Konzentration von etwa 10^{-11}M zunächst gar keine Verdrängung, dann aber bei einer Verdoppelung der Konzentration, also in einem sehr engen Konzentrationsbereich, eine komplette Verdrängung. Das ist für eine quantitative Messung äußerst ungünstig. Wir haben dabei die Originalmethode von Brooker und Jeliffe verwendet und ATPase von Meerschweinchen, Katze und Schwein, und verschiedene Präparationsverfahren versucht.

Untersuchungen mit markierten Glykosiden

Bodem: Die Verwendung markierte Glykoside bietet u. a. die Möglichkeit, kinetische Untersuchungen mit einer einmaligen Applikation auch bei Pat. durchzuführen, die unter chronischer Glykosidbehandlung stehen. Die Radioaktivität ist so gering, daß auch die Anwendung am Menschen möglich ist. Die Random-Markierung mit Tritium am Steroidgerüst und am Zucker kann hinsichtlich des Metabolismus zu irreführenden Ergebnissen führen. Weiterhin gibt es die von Haberland inaugurierte Markierung im Lactonring und die selektive Markierung am C-12-Atom. Gegenüber den Tritium-Markierungen ist die biologische ^{14}C-Markierung sehr aufwendig und führt nur zu niedrigen Aktivitäten.

Greeff: Der Nachweis von markierten Glykosiden ist besonders empfindlich, jedoch läßt sich zwischen Glykosid, markierten Metaboliten und Substanzen, an die sich Tritium umgelagert hat, nicht ohne weiteres unterscheiden. Wie ist die Grenze der Nachweisbarkeit, und wieweit kann man noch kontrollieren, ob es sich um das intakte Glykosid handelt?

Haberland: Nach Digoxin läßt sich im Urin die Radioaktivität bis zu 20 bis 30 Tagen verfolgen. Der Glykosidnachweis läßt sich bis zu einer Woche führen, indem chromatographisch geprüft wird, ob die Radioaktivität an der gleichen Stelle erscheint wie die Ausgangssubstanz. Es muß allerdings 1 l Urin extrahiert werden. Nach Digitoxin ist der Nachweis noch länger möglich. Bei Untersuchungen über die Organverteilung, zu denen sich markierte Glykoside besonders eignen, ist der Identitätsnachweis nur in den Organen möglich, in denen eine wesentliche Anreicherung stattfindet, so in Herzmuskel und Gehirn. Beim Methyldigoxin finden wir z. B. im Gehirn praktisch nur die Ausgangssubstanz, obwohl zum gleichen Zeitpunkt sonst bereits eine teilweise Umwandlung in Digoxin stattgefunden hat.

Kramer: Vor Verwendung markierter Glykoside muß man chromatographisch prüfen, ob das Präparat bereits wasserlösliche Metabolite enthält. Die Präparate sind manchmal sehr unstabil. Markiertes Digitoxin kann man lange aufheben, Strophanthin dagegen nicht.

Haberland: Manche Präparate sind 1 bis 2 Jahre brauchbar, andere nur ¼ Jahr.

Radioimmunologische Glykosidbestimmung

Larbig: Die radioimmunologische Glykosidbestimmung eignet sich für Untersuchungen sowohl unter Dauertherapie als auch bei einmaliger Glykosidgabe, setzt allerdings den passenden Antikörper und das entsprechende markierte Glykosid voraus. Die Antikörper sind gegen den Steroidanteil des Moleküls gerichtet, so daß entsprechende Metabolite mit erfaßt werden. Wir fanden, daß beim Digoxin alle Metabolite bis zum Genin in gleichem Maße in die Messung mit eingehen, nur 3-Epi-Digoxigenin hat schlechtere Bindungseigenschaften. Von den wasserlöslichen Metaboliten dürften diejenigen mit in die Messung eingehen, bei denen die Glukuronsäure an der Zuckerkette gebunden ist und die Antikörperbindung am Steroidanteil nicht sterisch behindert. Digitoxin, welches sich vom Digoxin nur durch eine OH-Gruppe am Steroidanteil unterscheidet, wird dagegen vom Digoxin-Antikörper sehr viel schlechter gebunden.

Jahrmärker: Sie sprechen von „dem" Antikörper. Jede Immunisierung führt aber zu einem mehr oder weniger breiten Spektrum von Antikörpern mit engerer oder breiterer Spezifität und Aktivität.

Larbig: Wir arbeiten immer mit dem gleichen Antiserum, das wir durch Immunisierung im Kaninchen selbst gewonnen haben. Die handelsüblichen Seren sind Antikörpergemische, die möglicherweise unterschiedliche Eigenschaften haben. Bei divergierenden Meßergebnissen muß dies jedenfalls in Betracht gezogen werden.

Bodem: Der Antikörper muß mittels Gleichgewichtsdialyse geprüft werden. Bei früheren handelsüblichen Antiseren fanden wir nur eine niedrige Affinitätskonstante, weshalb wir unsere Antikörper selbst herstellen. Die Angaben werden vom Hersteller in der Regel nicht mitgeliefert. Eine Eichkurve wird daneben sowieso benötigt.

Jahrmärker: Um Aussagen über die Spezifität zu machen, müßte man gegen verschiedene Steroide testen.

Greeff: Man kann die Bindungseigenschaften prüfen, indem man dem Antikörper steigende Mengen eines markierten Glykosids zusetzt. Vielleicht kann Herr Strobach über unsere Erfahrungen berichten.

Methodische Erfahrungen beim Radioimmunoassay

Strobach: Käufliche Antikörper haben wir nicht untersucht. Bei der Prüfung der Bindungskapazität unserer selbst hergestellten Antikörper gegen Digoxin, Digitoxin, g-Strophanthin und Convallatoxin gehen wir folgendermaßen vor:
Zur Charakterisierung eines Antiserums setzten wir verschiedenen Ansätzen von 1 ml Plasma oder albuminhaltigem Puffer 3 ng markiertes Glykosid (d. h. eine Menge, die dem in Frage kommenden Konzentrationsbereich entspricht) und steigende Mengen Antiserum zu. Stellt man die Radioaktivität des Überstandes in Abhängigkeit von der Antiserummenge dar, so erhält man normalerweise eine Kurve, die zunächst steil ansteigt und sich dann asymptotisch einem Sättigungswert nähert. Dieser Grenzwert ist der Ausdruck einer vollständigen Bindung des zugesetzten Glykosids an den Antikörper. Die dabei gemessene maximale Radioaktivität liegt jedoch stets etwas unter der Radioaktivität einer entsprechenden Menge markierten Reinglykosids. Das ist dadurch zu erklären, daß während des Aufarbeitungsprozesses ein gewisser Prozentsatz des markierten Glykosids irreversibel an die Aktivkohle gebunden wird. Für den Assay brauchbar ist

nur der ansteigende Teil der Kurve. In diesem Bereich wird das markierte Glykosid nur unvollständig gebunden. Der Sättigungsbereich der Kurve ist für die Bestimmung nicht brauchbar, da in diesem Bereich in der Probe enthaltenes unmarkiertes Glykosid die Bindung des radioaktiven Glykosids nicht mehr quantitativ vermindert. Aus der Größe der im Überstand gemessenen Radioaktivität und der Gesamtradioaktivität des zugesetzten markierten Glykosids läßt sich berechnen, bei welchem Antiserumzusatz etwa 40 bis 50% des markierten Glykosids gebunden werden. Weitere Tests für die Bindungskapazität (z. B. Gleichgewichtsdialyse) sind überflüssig.

Wenig aktives Testserum muß nicht unbrauchbar sein. Obwohl wir diese Frage noch nicht quantitativ untersucht haben, scheinen jedoch wenig aktive Antiseren eine geringere Spezifität zu haben. Versuche ergaben, daß die Reaktion weitgehend temperaturunabhängig ist. Die bei 4, 18 und 37° erhaltenen Werte unterscheiden sich im Rahmen der Streuung nicht. Ferner verläuft die Reaktion bei allen untersuchten Glykosiden und Antiserumfraktionen außerordentlich schnell. Reaktionszeiten zwischen 5 Min. und 24 Std. liefern im Rahmen der Streuung gleiche Werte. Die erhaltenen Resultate hängen in hohem Maße von der Dauer der Tierkohlebehandlung ab. Erfolgt die Abtrennung der Tierkohle 30 Min. nach Zugabe, so ist die gemessene Radioaktivität 17% niedriger als wenn die Abtrennung schon nach 5 Min. erfolgt. Schließlich beeinflußt die Tierkohlemenge die Ergebnisse. Versuche zeigten, daß die Radioaktivität bei einem Einsatz von 3 ng ^{3}H-Digoxin abzüglich des Backgrounds nach Zusatz von 0,2 ml Dextran-Tierkohlesuspension 44% höher ist als nach Zusatz von 1,0 ml Suspension. Die Behandlung der Proben mit Dextran-Tierkohle muß folglich streng standardisiert werden.

In einem zweiten Versuch werden verschiedenen Versuchsansätzen, die soviel Antiserum enthalten, daß 40 bis 50% von 3 ng markierten Glykosids gebunden werden, steigende Mengen ^{3}H-Digoxin zugesetzt. Dadurch soll geprüft werden, ob die Bindungskapazität des zugesetzten Antiserums tatsächlich erschöpft ist, oder ob bei einem höheren Glykosidzusatz mehr Glykosid gebunden wird. Bei den untersuchten Glykosiden und den dazugehörigen Antikörpern steigt die Bindung bei vermehrtem Glykosidangebot in erster Näherung nicht mehr an. Eine Ausnahme macht Digitoxin. Hier bewirkt ein höherer Glykosidgehalt der Probe eine stärkere Bindung. Gründe für dieses atypische Verhalten sind nicht bekannt. Es ist jedoch nicht auszuschließen, daß die starke Eiweißbindung des Digitoxins dabei eine Rolle spielt. Ändert sich die Bindungskapazität des Antiserums mit steigendem Glykosidgehalt der Probe nicht, so muß sich die Eichkurve bei Verwendung einer Antikörpermenge, die das markierte Glykosid nicht vollständig bindet, wie eine Verdrängungskurve verhalten.

Die Spezifität der verschiedenen Antikörper kann schwanken. Sie ist groß bei Digoxin- und Digitoxinantikörpern. g-Strophanthin- und Convallatoxinantikörper zeigen aus nicht bekannten Gründen häufiger Kreuzreaktionen. Die Gefahr von Kreuzreaktionen wird jedoch überschätzt, wenn man beispielsweise die Spezifität eines Digoxin-Antiserums dadurch prüft, daß man seine Bindungskapazität gegenüber markiertem Digitoxin ermittelt. Z. B. kann eine Antiserum-Menge, die 3 ng markierten Digoxins bindet, u. U. 1,5 ng von zugesetzten 3 ng Digitoxin binden. Setzt man dagegen Digoxin als markierte und Digitoxin als unmarkierte Substanz ein, so zeigt sich, daß die Affinität zum richtigen Antigen, d. h. zum Digoxin, erheblich größer ist als zum Digitoxin, das in u. U. tausendfachem Überschuß zugesetzt werden muß, um — nach dem Massenwirkungsgesetz — die Digoxinbindung stärker zu verringern.

Die Substituenten an der Zuckerkette beeinflussen die Reaktion nicht. Eine Glucuronierung stört die Bestimmung wahrscheinlich nur dann, wenn die Substitution am Steroidkern erfolgt, da Veränderungen am Steroidgerüst zum Ausbleiben der Antigen-Antikörperreaktion führen. Eine Glucuronierung an der Zuckerkette dürfte die Reaktion nicht beeinflussen.

Unsere Befunde zeigen, daß die Bindungskurven für Methyl- und Acetyldigoxin in äquimolekularem Bereich gleich sind, da die β-Methyl- bzw. β-Acetylreste an der Zuckerkette sitzen und den Steroidkern nicht verändern. Der Acetyl- und Methyldigoxingehalt einer Probe läßt sich also mit dem gleichen Antiserum bestimmen wie der Digoxingehalt. Das Genin reagiert schwächer und wird durch das von uns verwendete Antiserum um 29% schwächer gebunden als Digoxin.

Die Empfindlichkeit des Radioimmunoassays hängt in erster Linie davon ab, wie hoch die im Assay verwendeten Testglykoside mit Tracer markiert sind. Chromatographische Untersuchungen haben gezeigt, daß die im Handel erhältlichen markierten Glykoside ausreichend rein sind. Praktisch spielt der Reinheitsgrad der markierten Glykoside auch nur eine geringe Rolle, da nur der Glykosidanteil der Antigen-Antikörperreaktion zugänglich ist. Unspezifische Verunreinigungen könnten sich nur durch höhere Backgroundaktivität bemerkbar machen. Unbrauchbar wären verunreinigte Chargen markierter Glykoside nur dann, wenn die Verunreinigungen aus chemisch ähnlichen Glykosiden bestünden, mit denen Kreuzreaktionen denkbar wären. Solche Beimengungen sind jedoch von uns bisher nicht nachgewiesen worden.

In niedrigen Konzentrationsbereichen ist der Radioimmunoassay relativ ungenau, da die Antigen-Antikörperreaktion in verschiedenen Plasmaproben etwas unterschiedlich abläuft. Wir haben durch die gleiche Assistentin eine Reihe von Plasmaproben verschiedener, nicht mit Glykosid behandelter Patienten untersucht und die Bindungskapazität der gleichen AS-Menge durch Zusatz markierten Glykosids geprüft. Die gleiche Zahl Bestimmungen wurde in gepooltem Plasma vorgenommen. Dabei zeigten die Werte in verschiedenen Proben eine Standardabweichung von ± 11 %, in Poolserum von ± 5 %.

Sind bei der Bestimmung höhere Glykosidkonzentrationen zu erwarten, so spielen diese Abweichungen nur eine geringe Rolle. Bei niedrigem Glykosidgehalt kann jedoch eine Abweichung von ± 5—10 % beim Bezugswert, zuzüglich eines Fehlers von ± 5—10 % bei der Bestimmung zu einer hohen Gesamtfehlerbreite führen, so daß die Bestimmung niedriger Konzentrationen (im Bereich von 0,1 bis 0,3 ng/ml) unmöglich wird. Z. B. kann Kindern zur Glykosidbestimmung in der Regel nur wenig Blut entnommen werden. Die geschilderten Fehlerquellen spielen hier eine besonders große Rolle. Stellt man eine Eichkurve unter Verwendung von einheitlichem Pool-Plasma auf, so entsteht fälschlich der Eindruck, man könnte Konzentrationen bis hinunter zu 0,1 ng/ml eindeutig erfassen. In der Praxis ist man jedoch dazu gezwungen, die Radioaktivitätsbestimmungen bei der Analyse eines Patientenplasmas auf einen Wert zu beziehen, der in einem mit dem untersuchten nicht identischen Kontrollplasma erhalten wurde, und dann kommen die beobachteten Unterschiede zur Auswirkung. Die Beobachtung von niedrigen Glykosidspiegeln im Plasma von Patienten, die keine Glykoside erhalten haben, sind durch solche Schwankungen zu erklären. Es kann in solchen Fällen sogar zu negativen Werten kommen, da die Bindungskapazität im untersuchten Plasma sowohl kleiner als auch größer sein kann als im Kontrollserum.

Doppelbestimmungen sollten immer durchgeführt werden. Da jedoch bei Doppelbestimmungen das gleiche Plasma untersucht wird, ist die Exaktheit der Versuchsdurchführung entscheidend.

Literatur

Butler jr., V. P., J. P. Chen: Digoxin specific antibodies. Proc. nat. Acad. Sci. (Wash.) **57**, 71 (1967). — Larbig, D., K. Kochsiek, Chr. Schrader: Klinische Aspekte der radioimmunchemischen Bestimmung der Serum-Digoxinkonzentration. Dtsch. Med. Wschr. **97**, 1389 (1972). — Smith, T. W., V. P. Butler jr., E. Haber: Determination of therapeutic and toxic serum digoxin concentrations by radioimmuno-assay. New Engl. J. Med. **281**, 1212 (1969). — Verspohl, E.: Dissertation, Düsseldorf 1973.

Jahrmärker: Gibt es Interferenzen durch Kreuzreaktionen mit Cortison, Spironolactone (Aldacton®) u. ä. ? Dies wird in Einzelfällen berichtet (vgl. Symposion Digitalis, hrsg. von O. Storstein, Oslo 1973).

Strobach: Bei Verwendung des von uns hergestellten Antiserums haben wir das nicht beobachtet. Einige geprüfte Steroidhormone beeinflußten die Bestimmung auch in 1000- bis 2000fachem Überschuß nicht erkennbar.

Larbig: Wir sahen keine Beeinflussung der Bindungskurve von Strophanthin durch Cortison. — Zur Genauigkeit der Bestimmungen kann ich folgendes ergänzen. Bei 20 Messungen in einem gepoolten Serum betrug die Standardabweichung der Einzelmessung 7 %. Bei verschiedenen Analysengängen ist die Streuung jedoch wesentlich größer. Wir messen daher immer möglichst viele zusammengehörige Proben in einem Analysengang, dann beträgt die Abweichung unter optimalen Bedingungen nur 3 bis 4 %. Im Urin ist die Glykosidbestimmung ebenso möglich wie im Serum, sofern ausreichende Konzentrationen vorhanden sind. Im Blut messen wir mit einer Serummenge von 1 ml, bei kleineren Mengen können erhebliche Fehler auftreten.

Jahrmärker: Die radioimmunologische Glykosidbestimmung ist also zur Messung des Blutspiegels auch bei Dauertherapie und bei fraglicher Überdosierung geeignet. Das Glykosid oder die Glykosidgruppe, z. B. Digoxingruppe, muß bekannt und der im Test verwendete Antikörper entsprechend geprüft sein. Unterhalb 0,3 ng/ml Serum wird die Bestimmung ungenau, wobei nach den Befunden von Strobach auch unspezifische Einflüsse des jeweiligen Serums mitspielen. Im übrigen ist die Fehlerbreite der Methodik bei einzelnen Analysengängen, wie sie klinisch anfallen, trotz Eichkurven erwartungsgemäß größer als bei Serienuntersuchungen. Grundsätzlich muß gefragt werden, ob die gemessenen Substanzen noch unveränderte Glykoside sind.

Strobach: Es läßt sich nur sagen, daß durch den Radioimmunoassay Substanzen mit unverändertem Steroidkern erfaßt werden.

K. Greeff, H. Strobach und E. Verspohl

Ergebnisse radioimmunologischer Bestimmungen von Digitoxin, Digoxin und g-Strophanthin am Menschen

Durch die Entwicklung radioimmunologischer Nachweismethoden ergeben sich für herzwirksame Glykoside neue Möglichkeiten der Bestimmung ihrer enteralen Resorption bzw. Absorption, ihrer Abklingquote und der Kontrolle des Blutspiegels bei fraglichen Intoxikationen. Hierzu sollen im folgenden einige Befunde demonstriert und zur Diskussion gestellt werden. Wir haben an Kaninchen Antikörper gegen Digitoxin, Digoxin und g-Strophanthin hergestellt und für radioimmunologische Bestimmungen verwendet. Auf die Methodik soll hier nicht eingegangen werden; sie ist an anderer Stelle mitgeteilt (Strobach et al., 1972; Verspohl, 1973) und in der vorangehenden Diskussion erörtert. Wichtig ist allerdings die Feststellung der Grenze der Nachweisbarkeit in unseren Versuchen: Sie liegt für Digitoxin und Digoxin bei 0,5 und für g-Strophanthin bei 0,1 ng/ml. Die Antikörper besitzen eine hohe Spezifität gegen Glykoside mit gleichem Aglukon, d. h. Veränderungen am Zuckerrest — wie z. B. beim β-Acetyldigoxin oder β-Methyldigoxin — sind ohne wesentliche Bedeutung. Mit einer Abspaltung des Zuckerrestes oder einer Substitution des Aglukons (Hydroxylierung oder Konjugation) vermindert sich hingegen die Affinität zum Antikörper.

1. Glykosidspiegel des Blutes nach einmaliger oraler Gabe von Digitoxin, g-Strophanthin, Digoxin, β-Acetyldigoxin oder β-Methyldigoxin

In Abb. 1 ist der Plasmaspiegel gesunder Versuchspersonen nach einmaliger oraler Gabe der angegebenen Glykosiddosen dargestellt. Die Bestimmungen erfolgten 1, 2, 4 und 8 Stunden, bei einigen auch 3 Stunden, nach der Glykosidgabe. Bemerkenswert sind folgende Feststellungen:

Der *Digitoxinspiegel* fällt schon ab der 1. bzw. 2. Stunde ab und liegt nach 8 Stunden zwischen 4,3 und 7,0 ng/ml Plasma, der *g-Strophanthin-Spiegel* erreicht dagegen erst nach 4 Stunden ein Maximum und liegt nach 8 Stunden zwischen 0,1 und 0,5 ng/ml Plasma.

Der *Digoxin-Spiegel* schwankt interindividuell während des Anstieges in den ersten 4 Stunden erheblich und liegt nach 8 Stunden zwischen 0,5 und 3 ng.

Der Spiegel des *β-Acetyldigoxins* und *β-Methyldigoxins* erreicht hingegen meistens nach 2 bis 3 Stunden sein Maximum und liegt nach 8 Stunden etwa zwischen 0,4 und 1,3 ng.

Aus den Versuchen kann man folgendes schließen: 1. *Digitoxin* wird schnell, d. h. wahrscheinlich innerhalb von 2 Stunden, resorbiert. Der Blutspiegel des Digitoxins liegt — schon bei einmaliger Gabe der verhältnismäßig niedrigen Dosis von 0,5 mg — nach 8 Stunden sehr hoch mit verhältnismäßig geringer prozentualer interindividueller Schwankung. 2. *g-Strophanthin* wird langsam, d. h. erst innerhalb von 4 Stunden, resorbiert, der Plasmaspiegel zeigt erhebliche Schwankungen. 3. *Digoxin* wird langsamer resorbiert als β-Acetyldigoxin und β-Methyldigoxin und zeigt vergleichsweise größere Schwankungen im Plasmaspiegel.

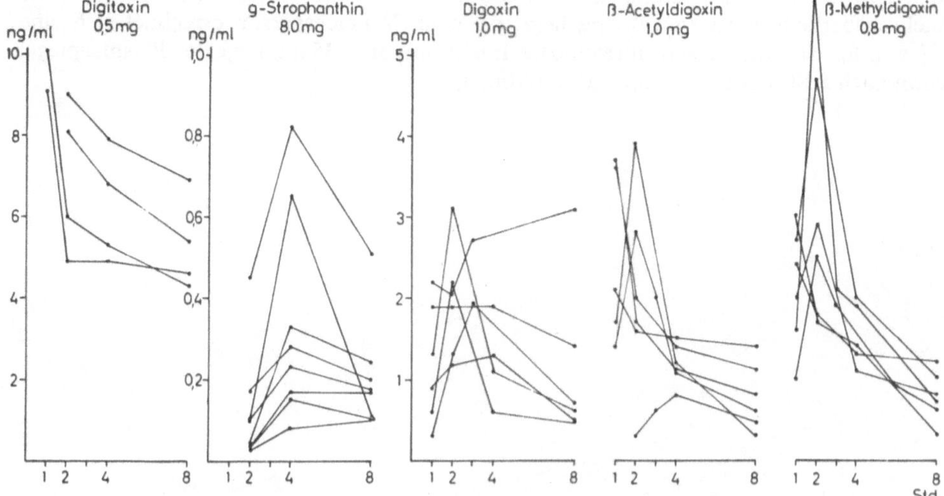

Abb. 1. Plasmaspiegel nach einmaliger oraler Applikation bei gesunden Versuchspersonen

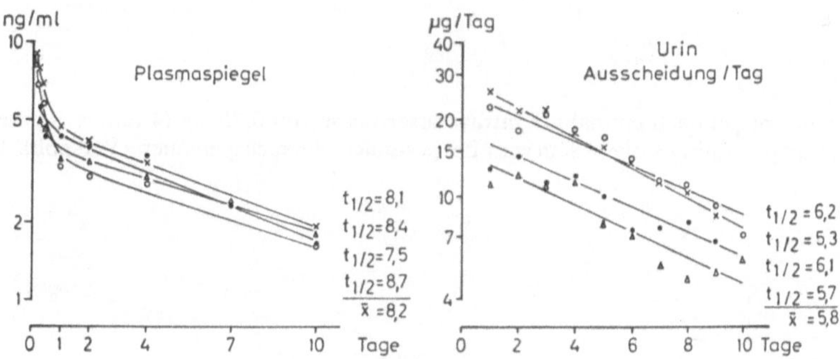

Abb. 2. Plasmaspiegel und renale Ausscheidung des Digitoxins nach einmaliger oraler Gabe von 0,5 mg bei gesunden Versuchspersonen

2. Plasmaspiegel und renale Ausscheidung des Digitoxins

Die Halbwertzeit (t ½) des Digitoxins läßt sich durch den Abfall des Digitoxinspiegels im Blutplasma oder die Ausscheidung mit dem Harn bestimmen. In Abb. 2 ist an gesunden Versuchspersonen der Digitoxinspiegel des Plasmas und die Ausscheidung über die Niere nach einmaliger Gabe von 0,5 mg Digitoxin dargestellt. Aus der langsamen Phase der Elimination, die nach 24 Stunden beginnt, errechnet sich aus den Plasmawerten eine t ½ von durchschnittlich 8,2 Tagen und aus den Harnwerten eine t ½ von 5,8 Tagen. Ursache der etwas kürzeren t ½ der renalen Ausscheidung könnte sein, daß hier ein Teil des Digitoxins als hydrophile Metaboliten ausgeschieden wird, der dem Nachweis entgeht.

3. Plasmaspiegel und renale Ausscheidung des g-Strophanthins nach intravenöser Injektion

Bei *intravenöser* Injektion von 0,5 mg g-Strophanthin liegt der *Plasmaspiegel* nach 2 Stunden zwischen 0,4 und 1,1 ng (Abb. 3). Eine Halbwertzeit ist nicht zu bestimmen, da der Glykosidspiegel bereits nach 24 Stunden, mit einer Ausnahme, unterhalb der Nachweisbarkeitsgrenze von 0,1 ng liegt, bei einer Versuchsperson errechnet sich eine t ½ von 8,5 Stunden. Nach intravenöser Injektion von 0,25 mg liegt der Plasmaspiegel schon nach 8 Stunden unter 0,1 ng/ml (Abb. 3).

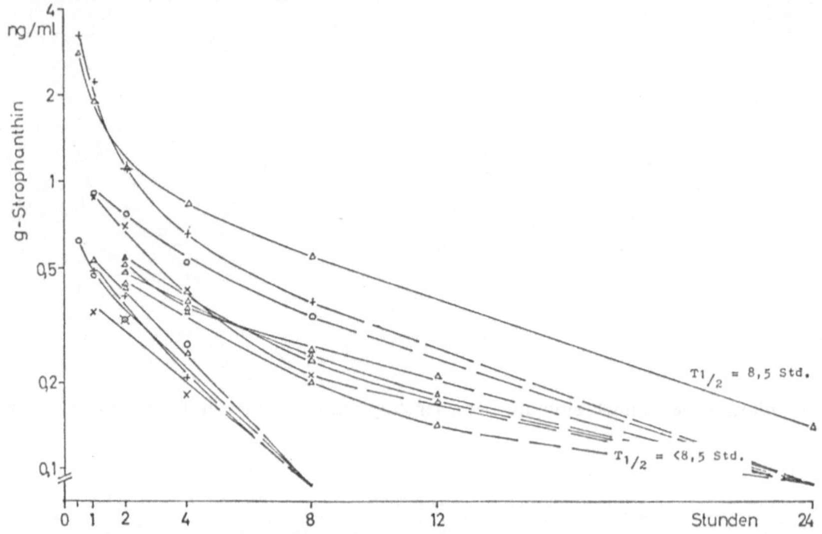

Abb. 3. Plasmaspiegel nach einmaliger intravenöser Gabe von 0,25 mg (4 untere Kurven) bzw. 0,5 mg g-Strophanthin (8 obere Kurven) bei gesunden Versuchspersonen (Verspohl, 1973)

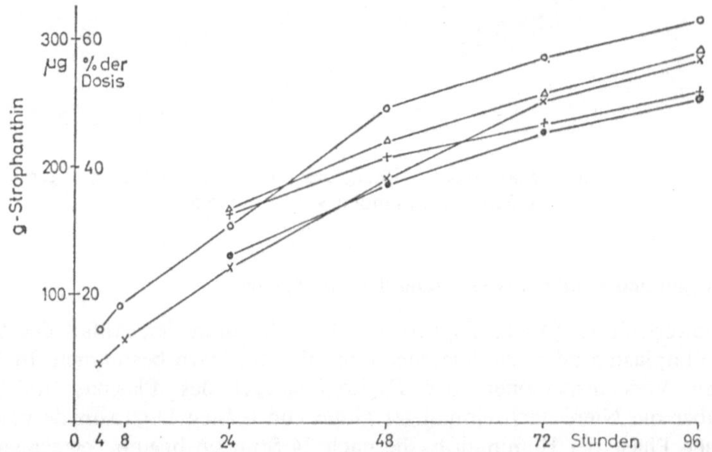

Abb. 4. Renale Ausscheidung von g-Strophanthin nach einmaliger intravenöser Gabe von 0,5 mg bei gesunden Versuchspersonen (kumulativ). Im Mittel beträgt die Ausscheidung in 4 Tagen 288 µg g-Strophanthin, d. h. 58 % der gegebenen Dosis. Die t ½ beträgt im Mittel 55 Stunden (Verspohl, 1973)

Im Harn läßt sich g-Strophanthin hingegen 4 Tage lang nach der Injektion sicher bestimmen (Abb. 4). Bei den 5 Versuchspersonen der Abb. 4, die 0,5 mg intravenös erhalten hatten, werden im Verlauf von 3 Tagen im Mittel 256 µg g-Strophanthin ausgeschieden, das sind 51 % der intravenös gegebenen Dosis, nach 4 Tagen sind es 288 µg bzw. 58%. Aus den in Abb. 4 dargestellten Werten errechnet sich für g-Strophanthin eine t ½ von durchschnittlich 55 Stunden.

4. Orale Gabe von g-Strophanthin: Renale Ausscheidung und Resorptionsquotient

Nach oraler Gabe von 8 mg g-Strophanthin (Purostrophan®) finden sich im Harn, ähnlich wie im Plasma, große interindividuelle Unterschiede. Die Versuchspersonen der Abb. 5 (renale Ausscheidung) entsprechen denen der Abb. 1 (Plasmaspiegel von

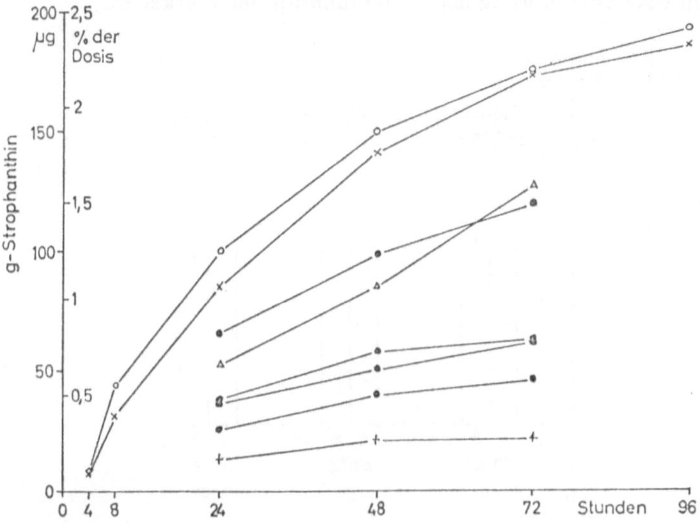

Abb. 5. Renale Ausscheidung von g-Strophanthin nach einmaliger oraler Gabe von 6 mg in Form von Purostrophan® (kumulativ). In 3 Tagen werden von den Versuchspersonen 22 bis 178 µg g-Strophanthin ausgeschieden, das sind 0,3 bis 2,2% der gegebenen Dosis. Der angegebene Resorptionsquotient errechnet sich unter Berücksichtigung der nach intravenöser Injektion gemessenen renalen Ausscheidung (Verspohl, 1973)

g-Strophanthin). Die innerhalb von 3 Tagen ausgeschiedene Glykosidmenge liegt zwischen 22 und 178 µg, daß sind 0,3 bis 2,2% der verabreichten Dosis. Die *enterale Resorption* eines Glykosids läßt sich aus dem Verhältnis der renalen Ausscheidung nach intravenöser Injektion zur Ausscheidung nach oraler Verabreichung berechnen. Bei intravenöser Injektion sind nach 3 Tagen im Mittel 51% der gegebenen Dosis ausgeschieden. Betrachtet man diesen Wert als 100%ige Resorption, so errechnen sich für die 8 Versuchspersonen der Abb. 5 Resorptionsquotienten zwischen 0,5 und 4,3% der oral gegebenen Dosis.

5. Plasmaspiegel nach oraler Gabe von Digoxin, β-Acetyldigoxin und β-Methyldigoxin*

Um Wirksamkeit bzw. enterale Resorption der 3 Glykoside zu prüfen, haben wir den Plasmaspiegel bei oraler Dauermedikation an Patienten mit Herzinsuffizienz verglichen (Abb. 6). Die Patienten erhielten täglich 2mal 0,2 mg β-Acetyldigoxin bzw. 3mal 0,1 mg β-Methyldigoxin. Der 4 bzw. 8 Stunden nach der morgendlichen Glykosidgabe gemessene Plasmaspiegel liegt im Mittel bei allen Glykosiden einheitlich etwas über

---

* Die Versuche wurden gemeinsam mit Horster und Wildmeister (II. Medizinische Klinik der Universität Düsseldorf) durchgeführt.

1 ng/ml. Dies berechtigt zu der Annahme, daß die Glykoside, in dieser Dosierung oral gegeben, etwa gleich wirksam sind. Ein exakter Vergleich der enteralen Resorption ist allerdings nur möglich, wenn jedes einzelne Glykosid in mehreren Dosen verabreicht wird.

Der statistische Mittelwert der Abb. 6 birgt allerdings erhebliche interindividuelle Streuungen des Glykosidspiegels: Bei gleicher Dosierung beobachteten wir bei einzelnen Patienten, deren Plasmaspiegel über 5 bis 14 Tage fortlaufend gemessen wurde, konstante Blutspiegel, die signifikant von denen der Abb. 6 abwichen und im Extremfall bei 0,4 ng oder 2,5 ng/ml lagen. Die Ursache dieser Streuungen ließ sich durch ein verschiedenes Körpergewicht oder eine Störung der Nierenfunktion nicht erklären.

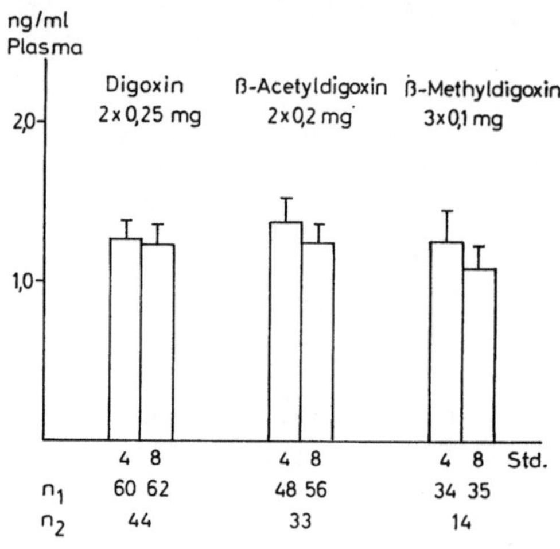

Abb. 6. Plasmaspiegel bei Patienten mit Herzinsuffizienz und mehrwöchiger Glykosidbehandlung in der angegebenen täglichen Dosierung. Mittelwerte und mittlerer Fehler der Mittelwerte ($\bar{x} \pm s\,\bar{x}$) von 34 bis 62 Bestimmungen (n_1) an 14 bis 44 Patienten (n_2)

6. Plasmaspiegel des Digitoxins bei Patienten*

Bei 9 Patienten mit Herzinsuffizienz bestimmten wir einen Plasmaspiegel von durchschnittlich 16 ng/ml. Die Patienten hatten Dosen zwischen 0,5 und 1,4 mg wöchentlich erhalten und der Plasmaspiegel variierte zwischen 11 und 22 ng/ml.

Bei Patienten mit Zeichen einer Digitalisvergiftung fanden wir Plasmawerte um 34 ng/ml. Die Patienten hatten — ähnlich wie die Patienten ohne Vergiftungserscheinungen — wöchentliche Dosen zwischen 0,6 und 1,4 mg erhalten. Der Plasmaspiegel variierte zwischen 23 und 42 ng/ml.

Bemerkungen

Abschließend soll auf die eingangs aufgeworfenen Fragen eingegangen werden, ob durch radioimmunologische Teste eine Bestimmung der enteralen Resorption, eine Bestimmung der Abklingquote oder eine Kontrolle des Blutspiegels bei fraglicher Intoxikation möglich wird.

---

* Das Blutplasma dieser Patienten wurde uns von Kollegen der Kardiologischen Klinik der Universität Düsseldorf überlassen und stammt zum Teil von frisch eingewiesenen Fällen.

1. Die Ermittlung der *enteralen Resorption* aus Bestimmungen des Blutspiegels erscheint fragwürdig. Allenfalls ist es möglich, bei Glykosiden mit gleichem Aglukon die Resorptionsrate zu vergleichen, wenn — wie im Fall des Digoxins — mit einer Veränderung des Zuckerrestes eine Änderung der Resorptionsrate eintritt. Aber auch dies wird problematisch, wenn der Blutspiegel nach Gabe von Einzeldosen gemessen wird, und wenn mit der chemischen Veränderung des Zuckerrestes auch die Geschwindigkeit der Resorption verändert wird. Die beste und einfachste Möglichkeit der Bestimmung der enteralen Resorption scheint uns durch die Analyse der renalen Glykosidausscheidung gegeben. Dabei muß die Ausscheidung eines Glykosids nach intravenöser Gabe (100%ige Resorption) mit derjenigen nach oraler Gabe verglichen werden. Unsicher bleibt dabei, ob das Glykosid während der Leberpassage bei oraler Applikation schneller metabolisiert wird bzw. Metabolite entstehen, die schneller ausgeschieden werden. Dies könnte z. B. für Digitoxin zutreffen, wahrscheinlich aber nicht für g-Strophanthin. Bei dem Vergleich der renalen Ausscheidung nach intravenöser und oraler Gabe bleibt weiterhin zu berücksichtigen, daß bei i.v. Applikation initial ein hoher Plasmaspiegel entsteht und dementsprechend in den ersten Stunden möglicherweise eine höhere renale Ausscheidung erfolgt. Dieser Fehler läßt sich vermeiden, wenn die ersten Stunden der renalen Elimination bei der Berechnung unberücksichtigt bleiben.

Die von uns für g-Strophanthin ermittelte enterale Resorption von 0,5 bis 4,0% entspricht Beobachtungen der Praxis. Erstmalig belegen unsere Befunde die Vermutung einer hohen Streuung der enteralen Resorption, die die Anwendung dieses Glykosids in dieser Form zur Behandlung der Myokardinsuffizienz fragwürdig macht.

2. Ob die *Abklingquote* eines Glykosids durch Verfolgung des Plasmaspiegels, d. h. die Bestimmung der Halbwertzeit im Blutplasma, zu ermitteln ist, scheint nach unseren Untersuchungen ebenfalls fragwürdig zu sein. Da sich die herzwirksamen Glykoside auf verschiedene Räume verteilen, z. B. auf das Blutvolumen, den Extrazellulärraum, den Zellulärraum, an Bluteiweißkörper gebunden werden, sich in einzelnen Organen anreichern, in den Darm ausgeschieden oder von dort rückresorbiert werden, wird der initiale Abfall des Blutspiegels durch zahlreiche Einzelfaktoren bestimmt. Die im Plasma gemessene Halbwertzeit ist deshalb für die Elimination eines Glykosids erst dann repräsentativ, wenn sich nach der Verteilung ein Gleichgewicht eingestellt hat und die langsame Phase des Abfalls des Plasmaspiegels gemessen wird. Voraussetzung hierfür ist, daß der Plasmaspiegel über ausreichend lange Zeit verfolgt wird und innerhalb der langsamen Phase mehrere Meßwerte vorliegen. Dies gilt in unseren Untersuchungen nur für Digitoxin. Bei Messungen des Plasmaspiegels bis zum 10. Tag nach einmaliger Gabe von 0,5 mg fanden wir eine Halbwertzeit von 8,2 Tagen. Dies entspricht einer täglichen Eliminationsrate von 8% und stimmt mit klinischen Erfahrungen gut überein. In unseren Untersuchungen mit g-Strophanthin und Digoxin sind die im Plasma ermittelten Halbwertzeiten jedoch zu kurz, da eine Messung über 24 bzw. 48 Stunden hinaus unmöglich ist.

Für g-Strophanthin erhielten wir dagegen aus der *renalen Elimination* interessante Hinweise auf die biologische Halbwertzeit. Die t ½ lag im Mittel bei 55 Stunden, dies entspricht einer täglichen Eliminationsrate von etwa 22%. Dieser Wert widerspricht Empfehlungen für die Praxis, steht aber im Einklang mit Beobachtungen, die Storz bei der Prüfung der Abklingquote am Modell der tachycarden Flimmerarrhythmie erhoben hat.

3. Die größte praktische Bedeutung radioimmunologischer Glykosidbestimmungen besteht wahrscheinlich in der Möglichkeit der *Kontrolle des Plasmaspiegels* bei Patienten. Hier ergeben sich Hinweise auf eine Intoxikation oder eine ungenügende Digitalisierung. Der therapeutische Digoxinspiegel liegt in radioimmunologischen Untersuchungen von Smith et al. (1969) zwischen 0,8 und 2,4 ng/ml, Vergiftungserscheinungen wurden bei

Werten zwischen 2,1 und 8,7 ng/ml beobachtet. Larbig et al. (1972) fanden therapeutische Wirkspiegel um 1,5 ($\pm$ 0,7) und toxische Wirkspiegel um 4,1 ($\pm$ 1,35) ng/ml. Grosse-Brockhoff et al. (1973) ermittelten Werte von durchschnittlich 1,7 bzw. 3,3 ng/ml. In unseren Versuchen mit Digoxin, β-Acetyldigoxin und β-Methyldigoxin wurden keine Intoxikationen beobachtet, die Wirkspiegel lagen zwischen 0,5 und 2,8 ng/ml.

Der therapeutische *Digitoxin-Spiegel* liegt in unseren Versuchen um 16 ng/ml und schwankt zwischen 11 und 22 ng/ml. Vergiftungserscheinungen wurden ab 23 ng/ml beobachtet. Diese Beobachtungen entsprechen Befunden von Storstein (1973), die mit der ^{86}Rb-Methode erhoben wurden. Auch Smith et al. (1970) berichteten über Digitoxinvergiftungen bei Plasmaspiegeln zwischen 23 und 42 ng/ml.

Der *g-Strophanthin-Spiegel* wurde von Selden und Smith (1972) nach täglicher intravenöser Gabe von 0,25 mg an drei Personen mit durchschnittlich 0,5 ng/ml bestimmt. Die Bestimmung erfolgte an neun aufeinanderfolgenden Tagen, wobei im Widerspruch zu unseren Ergebnissen 24 Stunden nach der ersten Injektion ein Plasmaspiegel von 0,3 ng gemessen wurde und sich aus Plasmaspiegel und renaler Ausscheidung Halbwertzeiten zwischen 19 bis 24 Stunden errechneten.

Über die Höhe der therapeutischen und toxischen g-Strophanthinspiegel des Blutes liegen unseres Wissens keine Befunde vor.

Zusammenfassung

Mit spezifischen, von Kaninchen gewonnenen Antikörpern wurden Bestimmungen des Plasmaspiegels und der renalen Ausscheidung an Menschen durchgeführt. Sie führten u. a. zu folgenden Ergebnissen:

1. Für Digitoxin beträgt die im Plasma bzw. Harn gemessene Halbwertzeit 8,2 bzw. 5,8 Tage. Der therapeutische Digitoxinspiegel liegt bei 16 ng/ml (11—22 ng/ml), der toxische Digitoxinspiegel bei 34 ng/ml (23—42 ng/ml).

2. Für g-Strophanthin beträgt die im Harn gemessene Halbwertzeit 55 Stunden. Nach oraler Applikation von 8 mg g-Strophanthin errechnen sich Resorptionsquotienten von 0,5 bis 4,3%.

3. Bei Dauermedikation von täglich 0,5 mg Digoxin, 0,4 mg β-Acetyldigoxin oder 0,3 mg β-Methyldigoxin liegt der Plasmaspiegel im Mittel einheitlich etwas über 1 ng/ml. Daraus läßt sich schließen, daß diese Glykoside in dieser Dosierung, oral gegeben, etwa gleich wirksam sind. Interindividuell finden sich jedoch bei allen Glykosiden erhebliche Schwankungen des Plasmaspiegels.

Summary

Specific antibodies obtained from rabbits were used to determine the plasma and renal excretion levels in man. The following results were observed:

1. With digitoxin, half-life determined in plasma and in urine amounted to 8.2 and 5.8 days, respectively. The therapeutic digitoxin level showed to be 16 ng/ml (11—22 ng per ml) and the toxic digitoxin level 34 ng/ml (23—42 ng/ml).

2. With g-strophanthin half-life measured in the urine was 55 hours. After oral administration of 8 mg of g-strophanthin, the resorption quotients calculated were 0.5 to 4.3%.

3. At constant medication of 0.5 mg digoxin, 0.4 mg ß-acetyldigoxin or 0.3 mg β-methyldigoxin daily, the average plasma level was uniformly somewhat above 1 ng/ml. It

may be concluded that, when administered orally at these doses, these glycosides show a quite similar effect. Considerable variations of the inter-individual plasma levels however can be observed with all the glycosides.

Literatur

Grosse-Brockhoff, F., Hengels, K.-J., Fritsch, W.-P., Grabensee, B., Hausamen, T. U.: Serumdigoxinspiegel und Nierenfunktion. Dtsch. med. Wschr. **98**, 1547—1551 (1973)

Larbig, D., Kochsiek, K., Schrader, Chr.: Klinische Aspekte der radioimmunchemischen Bestimmung der Serum-Digoxinkonzentration. Dtsch. med. Wschr. **97**, 139—145 (1972)

Selden, R., Smith, Th. W.: Ouabain Pharmacokinetics in Dog and Man Determination by Radioimmunoassay. Circulation **45**, 1176—1182 (1972)

Smith, T. W.: Radioimmunoassay for serum digitoxin concentration methodology and clinical experience. J. Pharmacol. exp. Ther. **175**, 352—360 (1970)

Smith, T. W., Butler, V. P., Haber, E.: Determination of Therapeutic and Toxic Serum Digoxin Concentrations by Radioimmunoassay. New Engl. Journ. Medicine **27**, 1212—1216 (1969)

Storstein et al., 1973, persönliche Mitteilung

Storz, H.: Zur Methodik der Bestimmung quantitativer Größen der Glykosidwirkung. Dr. Dietrich Steinkopff Verlag. Kreislauf-Bücherei **24**, 118—136 (1968)

Strobach, H., Greeff, K., Horster, F. A., Wildmeister, W.: Radioimmunologische Glykosidbestimmungen nach Gabe von Digoxin und Digoxinderivaten beim Menschen. Naunyn-Schmiedeberg's Arch. Pharmacol. **274**, R113 (1972)

Verspohl, E.: Entwicklung radioimmunologischer Methoden zur Bestimmung von Glykosiden des Digitoxigenins, g-Strophanthins und k-Strophanthidins mit Untersuchungen zur Pharmakokinetik des Digitoxins und g-Strophanthins. Dissertation Düsseldorf, 1973

Diskussion

Prüfung der Resorption und Streuung der Resorption

Jahrmärker: Ist der Blutspiegel als Meßgröße für Resorptionsprüfungen überhaupt geeignet, weil ja — auch im Pseudo-steady state — Probleme von Verteilung und Stoffwechsel mit eingehen?

Greeff: Beim Strophanthin und mit der radioimmunologischen Methode ist er jedenfalls ungeeignet, weil wir zu früh unter die Nachweisbarkeitsgrenze kommen. Deshalb prüfen wir die Ausscheidung im Urin. Im übrigen dürfte man für Resorptionsprüfungen aufgrund von Blutspiegelbestimmungen frühestens die Werte ab 12 Std. verwerten und müßte in der Lage sein, anschließend eine volle Halbwertzeit lang exakte Messungen durchzuführen. Es bestehen also methodische Schwierigkeiten.

Jahrmärker: Sie hatten die *inter*individuellen Streuungen des Blutspiegels bei gleicher Dauerdosierung betont. Diese sind klinisch von großem Interesse. Es kann sich um Unterschiede der Resorption, des Stoffwechsels, der Verteilung und der Ausscheidung handeln, zuverlässige Einnahme vorausgesetzt.

Klaus: Haben Sie *intra*individuelle Schwankungen des Blutspiegels gesehen, wenn ein Pat. unter gleichbleibender Dauermedikation stand?

Greeff: Diese intraindividuelle Streuung ist gering. Wir haben die Blutspiegel etwa 8 Tage verfolgt und fanden beim einen Pat. einen gleichbleibend niedrigen, beim anderen einen höheren, aber ebenfalls gleichmäßigen Blutspiegel.

Kübler: Wenn Patienten über längere Zeit oral äquipotente Dosen verschiedener Glykoside erhalten und dabei der Blutspiegel verfolgt wird, finden sich dann Unterschiede der Streuung des Blutspiegels bei den einzelnen Glykosiden, etwa zwischen Digoxin, β-Acetyldigoxin und β-Methyldigoxin?

Jahrmärker: Die Frage schließt die Frage nach der Gleichmäßigkeit der Resorption ein. Für Strophanthin geht aus Ihren Befunden hervor, daß die Resorption sehr gering und äußerst ungleichmäßig ist. Gilt das Argument, daß eine höhere Resorptionsquote auch eine zuverlässigere Resorption bedeutet, auch im Bereich der gut resorbierbaren Glykoside, etwa wenn die Magen-Darm-Passage beschleunigt ist? (Vgl. hierzu Beitrag Larbig S. 67.)

Greeff: Für intraindividuelle Unterschiede der Resorption fanden wir für Digoxinderivate in unseren Beobachtungen keinen Anhalt.

Bodem: Wie lange standen die Pat., bei denen Digitoxin-Blutspiegel bestimmt wurden, unter dieser Medikation?

Greeff: Die Pat. waren auf eine Dauertherapie eingestellt (mindestens 14 Tage), so daß man davon ausgehen kann, daß sich ein konstanter Blutspiegel eingestellt hatte.

Bestimmung der biologischen Halbwertzeit

Kramer: Mir scheint es problematisch, wenn man aus der Glykosidausscheidung im Urin die Halbwertzeit berechnen will. Wenn z. B. wasserlösliche Metabolite entstehen, so unterliegen diese anderen Eliminationsbedingungen als der nicht wasserlösliche Anteil.

Greeff: Diese Schwierigkeit besteht, wenn man annehmen muß, daß sich durch wasserlösliche Metabolite zu einem früheren oder späteren Zeitpunkt die Ausscheidung ändert. Ich sehe dagegen kein Problem darin, wenn ein gleichbleibender Prozentsatz über den Darm ausgeschieden wird, da die Relation zwischen Blutspiegel und Urinausscheidung die gleiche bleibt.

Schnelle: Wenn man die Geschwindigkeitskonstanten der einzelnen Eliminationswege kennt, läßt sich daraus eine Gesamt-Eliminationsgeschwindigkeit ermitteln.

Klaus: Wenn verschiedene Kompartimente unterschiedliche Umsatzraten haben, treten in der Blutspiegelkurve im halblogarithmischen System Knicke oder Krümmungen auf, so daß sich eine einfache Eliminationskonstante nicht angeben läßt.

Jahrmärker: Kann man aus den Abweichungen von einer einfachen Eliminationskurve berechnen, wieviel Kompartimente beteiligt sind?

Klaus: Das ist möglich, sofern die Messungen genau genug sind. Bei mehr als 3 Kompartimenten wird die Berechnung allerdings fragwürdig.

Halbwertzeit von Strophanthin

Bodem: Die sehr lange Halbwertzeit von g-Strophanthin (55 Std.) ist auffallend. Selden und Smith fanden eine Halbwertzeit um 20 Std.

Greeff: Diese Autoren bestimmten die Halbwertzeit nicht aus der Urinausscheidung, sondern aus dem Blutspiegel, und zwar bei Pat., die mehrere Tage Ouabain erhielten. Unsere Befunde beziehen sich auf einmalige intravenöse oder orale Applikation.

Jahrmärker: Die Halbwertzeit müßte doch eigentlich bei einmaliger Gabe und bei Absetzen von Dauertherapie die gleiche sein, sofern man keine Hilfsannahmen wie Enzyminduktion o. ä. macht? Eine Diskrepanz zwischen den verschiedenen Befunden scheint jedenfalls zu bestehen. Hinsichtlich der herkömmlichen Angaben über Abklingquoten ist zu sagen, daß sich diese auf die Herzwirkung und nicht auf den Blutspiegel beziehen.

Dosierung im Verhältnis zu Blutspiegel und Intoxikation

König: Bei Ihren Pat. war die Dosierung von Digitoxin etwa die gleiche wie bei denjenigen, die therapeutische Blutspiegel und keine Intoxikationszeichen hatten, und bei denen, die erhöhte Spiegel und klinische Intoxikationszeichen aufwiesen. Besonders wenn die Pat. aus der ambulanten Behandlung kamen, muß man eine zuverlässige Medikamenteneinnahme in Zweifel ziehen.

Greeff: Das ist richtig. Ich möchte die Dosierung auch gar nicht in den Vordergrund stellen. Die Pat. wurden einfach deswegen untersucht, weil bei der Kliniksaufnahme der Verdacht einer Intoxikation bestand. Unsere Fragestellung war nicht die Dosierung, sondern ob Toxizität mit erhöhten Blutspiegeln einhergeht.

Kübler: Wenn die Dosierungen stimmen, so kann natürlich die renale Elimination unterschiedlich gewesen sein.

Jahrmärker: Es ist gut bekannt, daß nach gleichen verordneten Dosen unterschiedliche Blutspiegel zustande kommen können. Das hat zahlreiche Gründe, angefangen von der Zuverlässigkeit der Medikamenteneinnahme und der biologischen Verfügbarkeit und Resorption bis zu Stoffwechsel und Ausscheidung. Mit diesen modifizierenden Faktoren, insbesondere mit dem Einfluß der Nierenfunktion werden sich die folgenden Beiträge noch beschäftigen.

D. Larbig und R. Haasis

Radioimmunchemische Bestimmungen der Konzentration von Digoxin und Digoxin-Derivaten

Erste klinische Ergebnisse von Messungen der Digoxin-Konzentration im Serum sind von Smith, 1969 [16] mitgeteilt worden, nachdem es Butler, 1967 [3] gelungen ist, bei Kaninchen Antikörper gegen an Albumin gekoppeltes Digoxin zu erzeugen. 1970 wurde von uns damit begonnen, Kaninchen gegen an Human-Albumin gekoppeltes Digoxin zu immunisieren; nach Erzielung hoher Antikörpertiter waren wir seit Anfang 1971 in der Lage, radioimmunchemische Bestimmungen von Digoxin in Anlehnung an das von Smith 1970 [17] beschriebene Verfahren durchzuführen [11,12]. In der Zwischenzeit konnten in verschiedenen Zentren in Europa größere Erfahrungen mit dieser Methode gemacht werden [5,6,19].

I. Methodik

Mit Hilfe der radioimmunchemischen Methode läßt sich die Digoxin-Konzentration im Serum von 0,2 bis 20 ng/ml exakt messen. Die Bestimmung von Digoxin im Urin ist mit der gleichen Methodik durchführbar; wegen der höheren Konzentrationen erfolgt dabei die Messung in der Regel in 0,1 ml. Die Standard-Abweichung von jeweils 20 Einzelbestimmungen (SD) um den Mittelwert beträgt im Serum und Urin im unteren, mittleren und oberen Meßbereich innerhalb eines Versuchsansatzes 3 bis 4%. Zwischen verschiedenen Bestimmungsreihen muß mit einer Standardabweichung von Mittelwerten aus 2- bis3fach-Bestimmungen bis zu 12% gerechnet werden. Recovery-Studien im Serum und Urin weisen im mittleren Meßbereich eine Wiederfindungsrate von 95 bis 100% auf. Durch Bildung des Quotienten C_0/C_x läßt sich die hyperbelartige Eichkurve in eine Gerade transformieren (C_0 = an Antikörper gebundenes, radioaktiv-markiertes Digoxin in Abwesenheit von unmarkiertem Digoxin, C_x = an Antikörper gebundenes markiertes Digoxin bei einer entsprechenden Standardkonzentration von unmarkiertem Digoxin) (Abb. 1). Mit Hilfe der Regressionsfunktion dieser Geraden ist die rechnerische Ermittlung der Digoxin-Konzentration im Serum durch ein Computer-Programm in kürzester Zeit nach Abschluß der Messung möglich, so daß das Bestimmungsergebnis nach Erhalt der Serum- oder Urinprobe bei optimaler Arbeitstechnik innerhalb von etwa 2 Stunden vorliegen kann.

Nach Untersuchungen von Benthe 1965 [1] wird die Acetylgruppe des β-Acetyldigoxins bei der enteralen Resorption nahezu vollständig abgespalten, so daß im Serum und Urin fast ausschließlich reines Digoxin nachweisbar ist. Somit sind radioimmunchemische Messungen auch bei mit β-Acetyldigoxin oral behandelten Patienten möglich; da der Digoxin-Antikörper gegenüber β-Acetyldigoxin das gleiche Bindungsvermögen aufweist, wird auch noch das restliche resorbierte, acetylierte Digoxin in gleichem Ausmaß miterfaßt. Auch das β-Methyldigoxin wird in gleicher Weise an den Antikörper gebunden, so daß diese Derivate des Digoxins radioimmunchemisch ebenso exakt meßbar sind. Die radioimmunchemische Bestimmung des Digoxins erfaßt nicht nur die Reinsubstanz, sondern auch die kardio-aktiven Metabolite, Digoxigenin-bis-Digitoxosid, Digoxigenin-Mono-Digitoxosid und Digoxigenin (Abb. 2); das kardio-inaktive 3-Epi-Digoxigenin wird dabei deutlich schlechter gebunden [13]. Strenggenommen muß man somit das radioimmunchemische Meßergebnis als „Glykosid-Konzentration" nach Gabe von Digoxin bzw. Digoxin-Derivaten bezeichnen.

II. Untersuchungen zur Resorption

Zur Klärung der Frage, wie rasch oral appliziertes Digoxin und Digoxin-Derivate in Tablettenform im Serum erscheinen, wurden Untersuchungen an jeweils demselben Kollektiv von 7 gesunden Probanden nacheinander mit einem Intervall von 10 bis 14 Tagen mit 0,5 mg Digoxin (Lanicor), 0,5 mg β-Acetyldigoxin (Novodigal) und 0,5 mg β-Methyldigoxin (Lanitop) durchgeführt (Abb. 3). Das Glykosid wurde morgens in Tablettenform nüchtern mit einem Schluck Wasser appliziert und die Serum-Konzentration bis zur 8. Stunde p.c. gemessen. Nach Gabe von Digoxin ist die Glykosid-Konzentration nach 15 Minuten erstmals meßbar, das Maximum ist nach 1½ Stunden mit 1,8 ng/ml erreicht und fällt nach 8 Stunden wieder auf 0,5 ng/ml im Mittel ab. Die Serum-Konzentrationskurve nach Gabe von 0,5 mg β-Acetyldigoxin unterscheidet sich von der des Digoxins nicht wesentlich. Nach Gabe von 0,5 mg β-Methyldigoxin ist das Glykosid im Serum bereits nach 10 Minuten eindeutig meßbar, die Konzentrationskurve steigt im

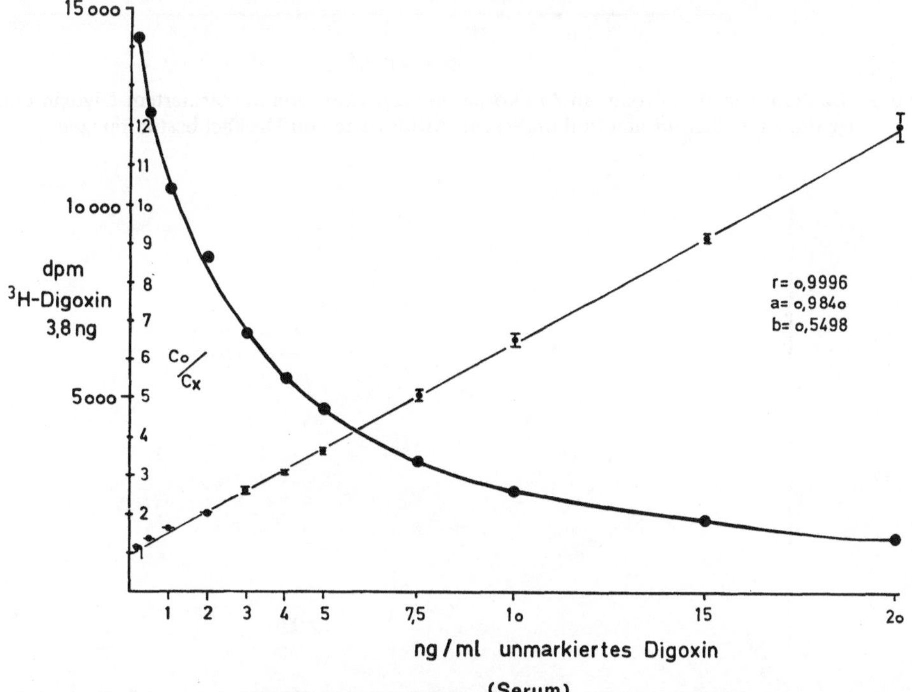

Abb. 1. A) Eichkurve im Serum mit Mittelwerten von Dreifachbestimmungen. Auf der Ordinate dpm an Antikörper-gebundenes ^{3}H-Digoxin, auf der Abszisse ng/ml unmarkiertes Digoxin (Standardkonzentrationen). B) Regressionsgerade der Wertepaare C_0/C_x (Ordinate) und Standardkonzentrationen von unmarkiertem Digoxin in ng/ml; Mittelwerte von Dreifachbestimmungen mit Standardabweichung der Einzelwerte. a = Schnittpunkt der Regressionsgeraden mit der Ordinate, b = Steigung der Regressionsgeraden, r = Korrelationskoeffizient

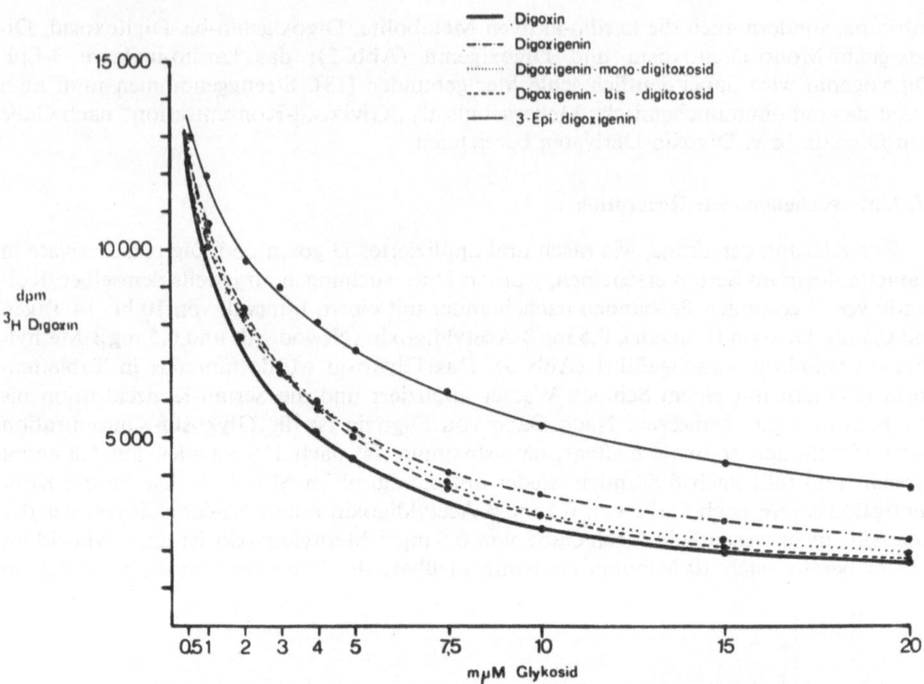

Abb. 2. Bindung von ³H-Digoxin an Antikörper in Gegenwart von unmarkiertem Digoxin und Digoxinmetaboliten in nmol/ml im Serum; Mittelwerte von Dreifachbestimmungen

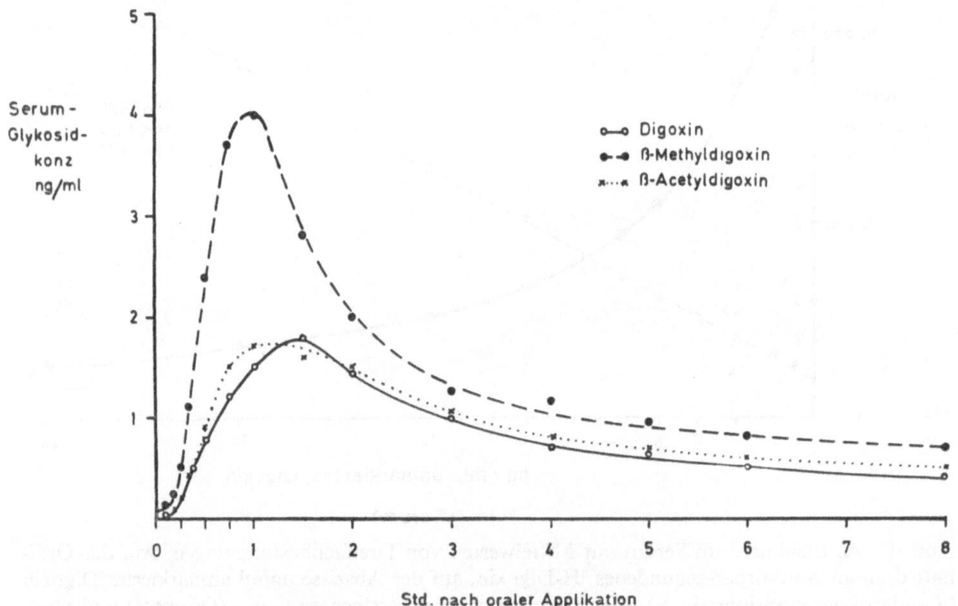

Abb. 3.   Serumglykosidkonzentration nach oraler Applikation von jeweils 0,5 mg Digoxin, β-Acetyldigoxin und β-Methyldigoxin in Tablettenform bei 7 gesunden Probanden (Mittelwerte); siehe Text

Vergleich zu Digoxin und β-Acetyldigoxin rascher an. Das Maximum der Konzentration ist nach 60 Minuten erreicht und liegt mit 4,0 ng/ml etwa doppelt so hoch wie das von Digoxin und β-Acetyldigoxin. Auch die übrigen Serum-Konzentrationswerte bis zur 8. Stunde liegen wesentlich höher. Die Konzentrationsunterschiede zwischen β-Methyldigoxin und Digoxin bzw. β-Acetyldigoxin sind ab der 15. Minute p.c. signifikant bzw. hochsignifikant. Diese Ergebnisse sind nahezu identisch mit den von Rietbrock gemessenen Serum-Konzentrationsverläufen nach oraler Gabe von tritiummarkiertem Digoxin, β-Acetyldigoxin und β-Methyldigoxin [15].

Entsprechend dem Körpergewicht mit unterschiedlichem Verteilungsraum differieren die Serum-Konzentrationskurven individuell erheblich. Bei den Probanden mit relativ niedrigem Körpergewicht liegen die Serum-Konzentrationswerte der Glykoside wesentlich höher als bei den Probanden mit größerem Körpergewicht, wie am Beispiel des Digoxins dargestellt (Abb. 4).

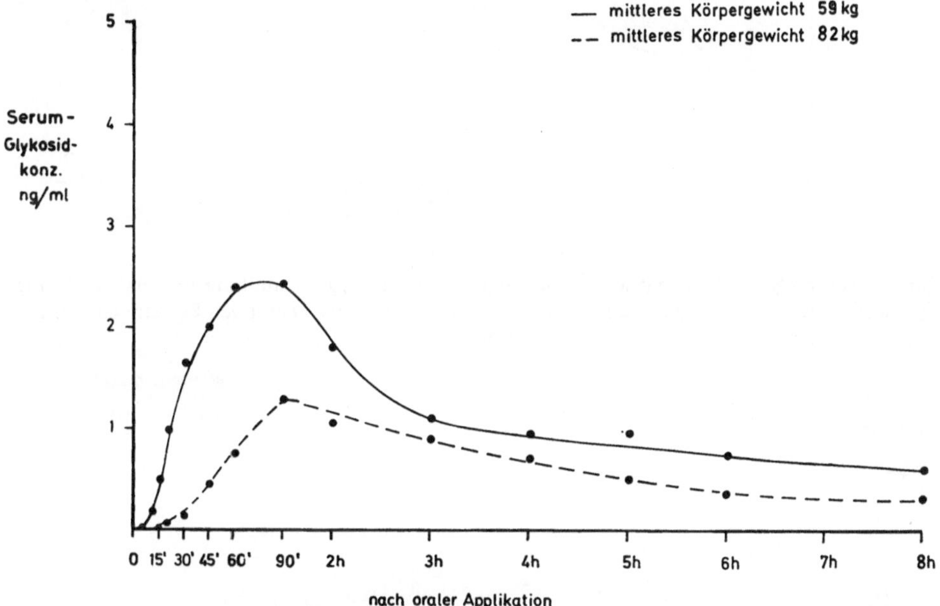

Abb. 4. Abhängigkeit der Serumglykosidkonzentration von dem Körpergewicht nach oraler Applikation von 0,5 mg Digoxin in Tablettenform bei 3 gesunden Probanden mit einem mittleren Körpergewicht von 59 kg und 4 gesunden Probanden mit einem mittleren Körpergewicht von 82 kg (Mittelwerte)

Bei einer Aufsättigungsbehandlung von jeweils 5 gesunden Probanden wurde die Glykosid-Konzentration im Serum jeweils morgens vor der nächsten Tabletteneinnahme bis zum 15. Tag bestimmt. Die Sättigungsbehandlung wurde nacheinander mit einem 14tägigen Intervall mit einer oralen Erhaltungsdosis von 0,5 mg Digoxin, 0,5 mg β-Acetyldigoxin und 0,5 mg β-Methyldigoxin bei demselben Kollektiv durchgeführt (Abb. 5). Die Serum-Konzentrationskurven steigen erwartungsgemäß während der Sättigungsbehandlung allmählich bis zum 7. bis 10. Tag an und verlaufen dann auf einem gleichbleibenden Niveau. Die Serum-Konzentration nach Gabe von β-Methyldigoxin liegt am Ende der Sättigungsbehandlung mit durchschnittlich 1,8 ng/ml signifikant höher als die von Digoxin (0,8 ng/ml); die Konzentrationskurve von β-Acetyldigoxin nimmt eine Mittelstellung zwischen Digoxin und β-Methyldigoxin ein (1,1 ng/ml).

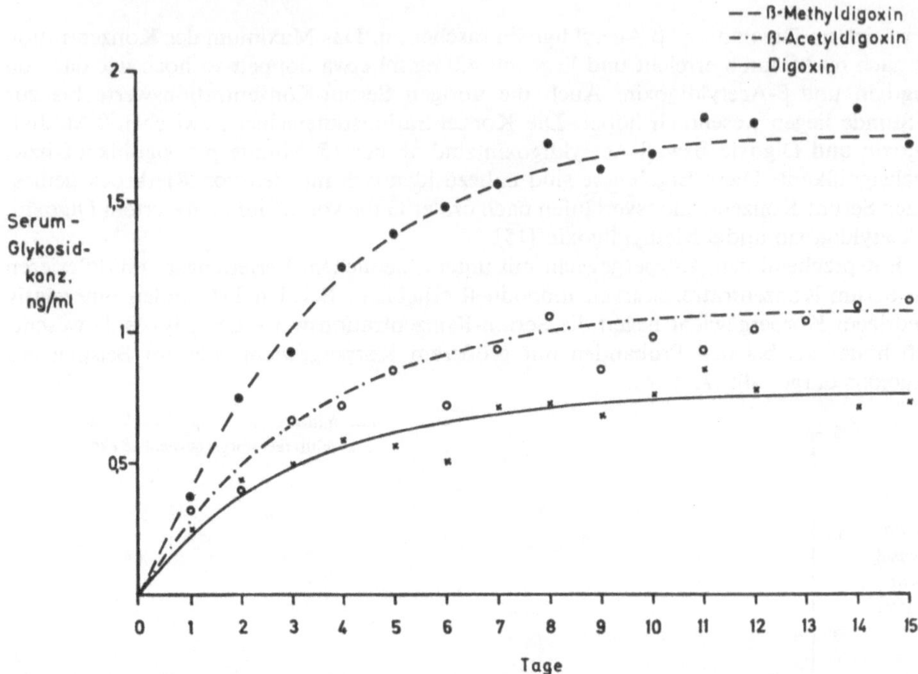

Abb. 5. Serumglykosidkonzentration unter einer Aufsättigungsbehandlung mit täglich 0,5 mg Digoxin, 0,5 mg β-Acetyldigoxin und 0,5 mg β-Methyldigoxin bei 5 gesunden Probanden (Mittelwerte)

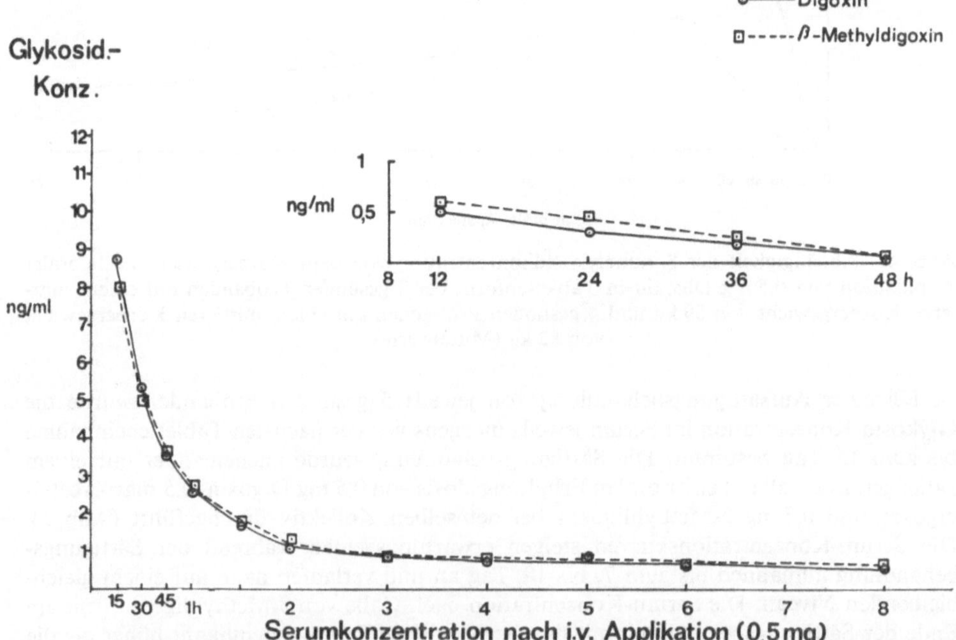

Abb. 6. Serumglykosidkonzentration nach intravenöser Gabe von 0,5 mg Digoxin bzw. 0,5 mg β-Methyldigoxin bei 7 gesunden Probanden (Mittelwerte)

Bestimmungen der Glykosid-Konzentration im Serum nach vergleichender intravenöser Gabe von 0,5 mg Digoxin und 0,5 mg β-Methyldigoxin bis zur 48. Stunde nach Injektion bei demselben Kollektiv von 7 gesunden Probanden mit einem Intervall von 14 Tagen zeigen keine signifikanten Unterschiede bis zur 48. Stunde, wenn auch die Konzentrations-Mittelwerte nach Gabe von β-Methyldigoxin etwas höher liegen. Nach diesen Ergebnissen muß man folgern, daß der Verteilungsraum für Digoxin und β-Methyldigoxin nicht wesentlich verschieden ist (Abb. 6); diese Ergebnisse stehen im Gegensatz zu den Angaben von Rietbrock 1973 [15]. Die unterschiedliche Glykosid-Konzentration im Serum nach oraler Gabe von Digoxin, β-Acetyldigoxin und β-Methyldigoxin läßt somit Rückschlüsse auf eine unterschiedliche Resorption zu. β-Methyldigoxin wird offensichtlich rascher und besser resorbiert als Digoxin und β-Acetyldigoxin. Dies gilt mit der Einschränkung, daß die Glykosid-Menge in den verwendeten Präparaten nicht überprüft wurde.

III. Beziehung zwischen oraler Erhaltungsdosis und Serum-Konzentration

Die Aufschlüsselung eines Kollektivs von 148 herzinsuffizienten Patienten ohne grobe Einschränkung der Nierenfunktion (normales Serum-Kreatinin) mit unterschiedlicher oraler Erhaltungsdosis von Digoxin (Lanicor®) zeigt, daß mit zunehmender oraler Erhaltungsdosis die gemessene Glykosid-Konzentration im Serum ansteigt. Die Bestimmung der Serum-Konzentration erfolgte dabei jeweils mindestens 12 Stunden nach der letzten Tabletteneinnahme. Bei oraler Gabe von 0,25 mg Digoxin beträgt die mittlere Serum-Konzentration 0,8 ± 0,32 ng/ml, bei 0,375 mg 1,2 ± 0,69 ng/ml, bei 0,5 mg 1,5 ± 0,70 ng/ml, bei 0,75 mg 2,3 ± 1,07 ng/ml (Abb. 7). Zwischen der Größe der oral applizierten Digoxin-Menge und der gemessenen mittleren Glykosid-Konzentration im Serum besteht ein lineares Abhängigkeitsverhältnis (Abb. 8).

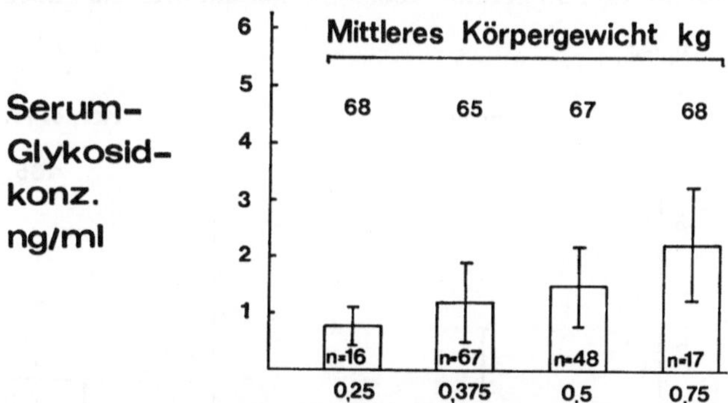

Abb. 7. Serumglykosidkonzentration bei 148 herzinsuffizienten Patienten ohne grobe Einschränkung der Nierenfunktion mit unterschiedlicher täglicher oraler Erhaltungsdosis von Digoxin (mg); Mittelwerte mit Standardabweichung der Einzelwerte

Die erhebliche Standard-Abweichung der Einzelwerte in den einzelnen Dosierungsgruppen hat verschiedene Ursachen.

1. Die Resorption bei oraler Glykosid-Behandlung weist erhebliche individuelle Unterschiede auf.

2. Erkrankungen des Magen-Darm-Traktes beeinflussen die Glykosid-Resorption; dies wurde von Heizer 1971 [8] sowie Goldfinger et al. 1971 [7] für das Malabsorptionssyndrom in radioimmunchemischen Untersuchungen nachgewiesen.

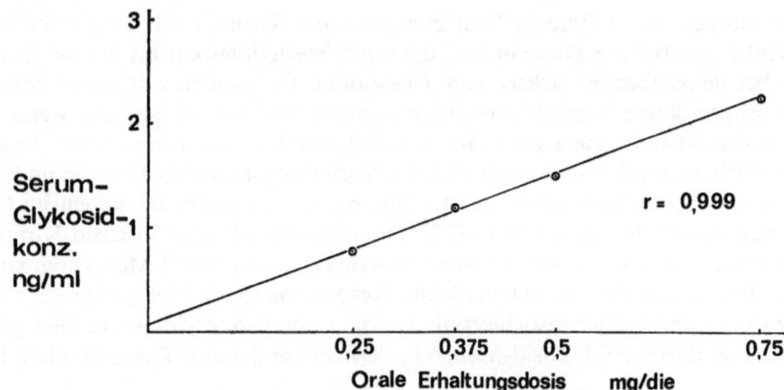

Abb. 8.   Abhängigkeitsverhältnis zwischen täglicher oraler Erhaltungsdosis von Digoxin und Glykosidkonzentration im Serum

3. Möglicherweise beeinflußt die Rechtsherzinsuffizienz die Glykosid-Resorption [9], so daß je nach Ausmaß der Rechtsherzinsuffizienz die Serum-Glykosid-Konzentration unterschiedlich ist. Exakte experimentelle Untersuchungen an einem größeren Krankengut zu dieser Frage liegen allerdings bisher nicht vor.

4. Nach Untersuchungen von Lindenbaum et al. 1971 [14] muß als mögliche Ursache für die starke Streuung der Glykosid-Konzentration im Serum nach oraler Gabe von Digoxin neben einer eventuell schwankenden Glykosid-Menge in den angebotenen Tabletten auch die galenische Aufbereitung der einzelnen Glykosid-Präparate bzw. verschiedener Chargen in Betracht gezogen werden.

5. Das Körpergewicht der Patienten hat offensichtlich einen Einfluß auf die Höhe der Glykosid-Konzentration im Serum (Abb. 9). Unterteilt man die Patienten unter einer

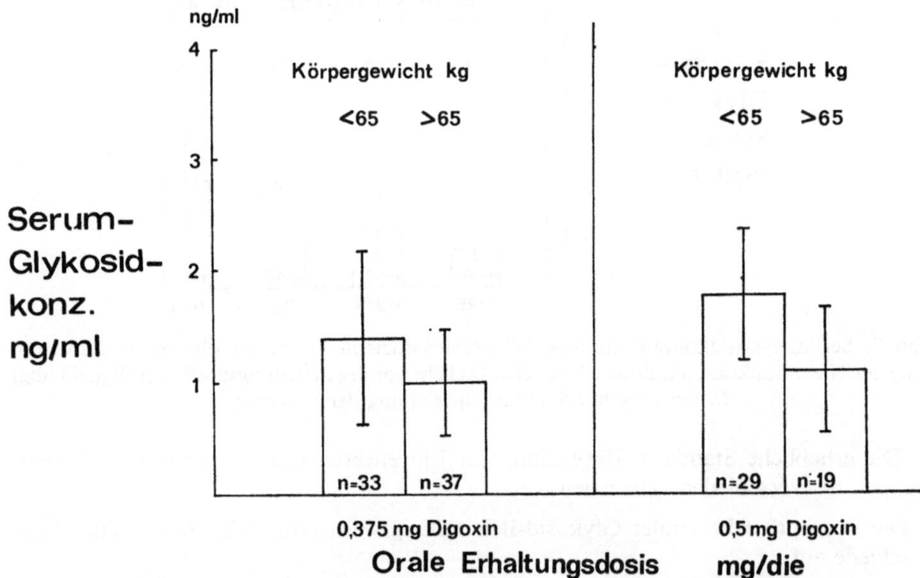

Abb. 9.   Abhängigkeit der Serumglykosidkonzentration von dem Körpergewicht bei Patienten ohne grobe Einschränkung der Nierenfunktion bei gleicher täglicher oraler Erhaltungsdosis von Digoxin (Mittelwerte mit Standardabweichung der Einzelwerte); siehe Text

oralen Erhaltungsdosis von 0,375 mg bzw. 0,5 mg Digoxin in zwei Gruppen mit einem Körpergewicht von größer bzw. kleiner als 65 kg (Unterschied des mittleren Körpergewichts 22 bzw. 21 kg), so zeigen sich in beiden Dosierungsgruppen signifikante Unterschiede bezüglich der Serum-Konzentration ($p < 0,05$ bzw. $p < 0,001$).

Untersuchungen bei Patienten ohne grobe Einschränkung der Nierenfunktion unter einer oralen Erhaltungstherapie mit Digoxin und Digoxin-Derivaten zeigen, daß die Serum-Glykosid-Konzentration unter oraler Behandlung mit 0,5 mg Digoxin, 0,4 mg β-Acetyldigoxin und 0,3 mg β-Methyldigoxin bzw. 0,375 mg Digoxin, 0,3 mg β-Acetyldigoxin und 0,2 mg β-Methyldigoxin nahezu miteinander identisch ist. Die einander gegenübergestellten Glykosid-Präparate sind somit in der angegebenen Dosierung bezüglich der Serum-Konzentration als äquivalent zu bezeichnen; auch dieser Befund weist auf die unterschiedliche enterale Resorption hin (Abb. 10). Auffällig ist, daß die Streuung

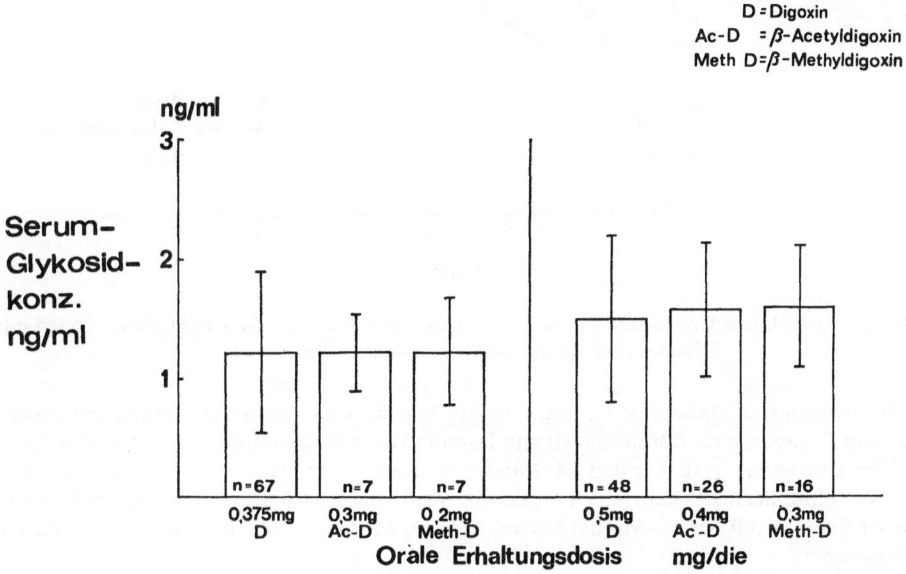

Abb. 10. Serumglykosidkonzentration unter täglicher oraler Erhaltungstherapie mit Digoxin und Digoxinderivaten bei herzinsuffizienten Patienten ohne grobe Einschränkung der Nierenfunktion; Mittelwerte mit Standardabweichung der Einzelwerte

der Glykosid-Konzentration im Serum unter oraler Behandlung mit Digoxin größer ist als unter β-Acetyldigoxin und β-Methyldigoxin. In beiden vergleichbaren Dosierungsgruppen ist die Standardabweichung der einzelnen Serum-Konzentrationen (SD) bei den Patienten unter einer täglichen oralen Dauertherapie mit β-Acetyldigoxin und β-Methyldigoxin hochsignifikant geringer als bei den Patienten unter einer oralen Dauertherapie mit Digoxin ($p < 0,005$). Zwischen β-Methyldigoxin und β-Acetyldigoxin lassen sich dabei keine signifikanten Unterschiede nachweisen. Wenn auch dieser Befund noch der Bestätigung an einem größeren Kollektiv bedarf, ist zu diskutieren, ob nicht die geringere Streuung der Serum-Glykosid-Konzentration bei den mit β-Methyldigoxin und β-Acetyldigoxin behandelten Patienten auf die gegenüber dem Digoxin zuverlässigere Resorption zurückzuführen ist.

IV. Untersuchungen zur Elimination und Kumulation

Nach Untersuchungen von Doherty et al. 1964 [4] werden etwa 80% von intravenös appliziertem Digoxin innerhalb einer Woche renal in überwiegend unveränderter Form eliminiert. Dieser Befund konnte von uns radioimmunchemisch bestätigt werden (Abb. 11).

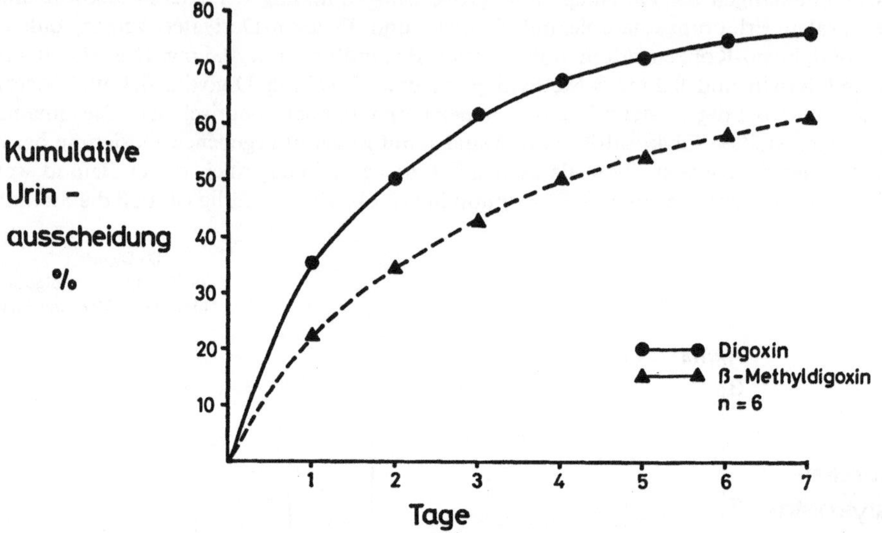

Abb. 11. Kumulative Urinausscheidung über 7 Tage nach intravenöser Applikation von 0,5 mg Digoxin und 0,5 mg β-Methyldigoxin (Mittelwerte)

Nach intravenöser Gabe von 0,5 mg Digoxin wurde bei 6 gesunden Probanden innerhalb von 7 Tagen eine durchschnittliche kumulative Ausscheidung von insgesamt 76% im Urin gemessen. In den ersten 24 Stunden wurden mehr als 30% des Glykosids über die Niere eliminiert. Bei demselben Kollektiv wurde nach 14tägigem Intervall nach intravenöser Gabe von 0,5 mg β-Methyldigoxin 62% im Mittel im Urin innerhalb von 7 Tagen nachgewiesen.

Zur Klärung der Beziehung der renalen Ausscheidung von Digoxin zur renalen Clearance von Kreatinin und Inulin wurden 17 Simultanbestimmungen der Digoxin-Clearance, Kreatinin-Clearance und Inulin-Clearance bei 9 mit Digoxin oral dauerdigitalisierten Patienten durchgeführt (Abb. 12). Dabei ergab sich die beste Korrelation mit der Kreatinin-Clearance (Korrelationskoeffizient 0,78); die Digoxin-Clearance ist mit der Kreatinin-Clearance nahezu identisch. Diese Ergebnisse entsprechen den Befunden von Bloom und Nelp 1966 [2] sowie denen von Jelliffe und Blankenhorn 1967 [10] in Untersuchungen mit tritium-markiertem Digoxin. Bei dem Vergleich der Digoxin-Clearance mit der Inulin-Clearance waren die Abweichungen etwas größer (Korrelationskoeffizient 0,72).

Diese Befunde lassen bei eingeschränkter Nierenfunktion mit entsprechend reduzierter Kreatinin-Clearance eine Kumulation von Digoxin im Serum erwarten. Bei 55 mit Digoxin oral digitalisierten Patienten mit einer mäßiggradigen Einschränkung der Nierenfunktion (Serum-Kreatinin 1,3—2,0 mg%) wurde die Glykosid-Konzentration im Serum gemessen und mit einem Kollektiv mit gleicher oraler Erhaltungsdosis digitalisierter Patienten ohne grobe Einschränkung der Nierenfunktion (normales Serum-Kreatinin) verglichen (Abb. 13). In allen Dosierungsgruppen ist die Serum-Konzentration bei den

Patienten mit mäßiggradig eingeschränkter Nierenfunktion hochsignifikant gegenüber dem Kontrollkollektiv erhöht (p < 0,005 bzw. p < 0,001). Einige der niereninsuffizienten Patienten aus der Gruppe unter einer oralen Erhaltungsdosis von 0,5 mg Digoxin täglich hatten klinische Zeichen einer Digitalisintoxikation.

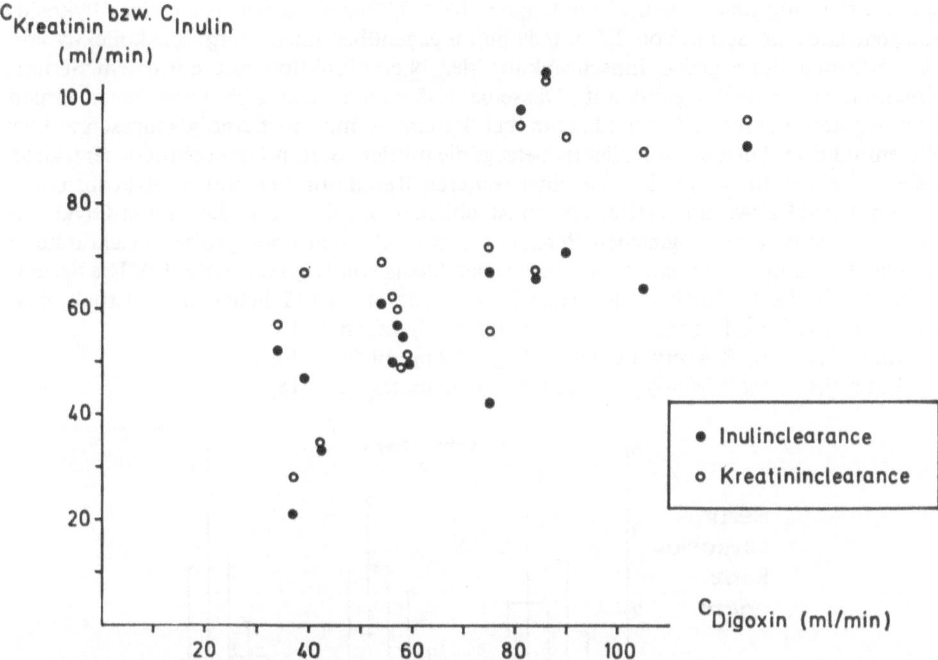

Abb. 12. Abhängigkeitsverhältnis zwischen Digoxin-Clearance, Kreatinin-Clearance und Inulin-Clearance (17 Simultanbestimmungen bei 9 herzinsuffizienten Patienten unter einer oralen Erhaltungstherapie mit Digoxin); siehe Text

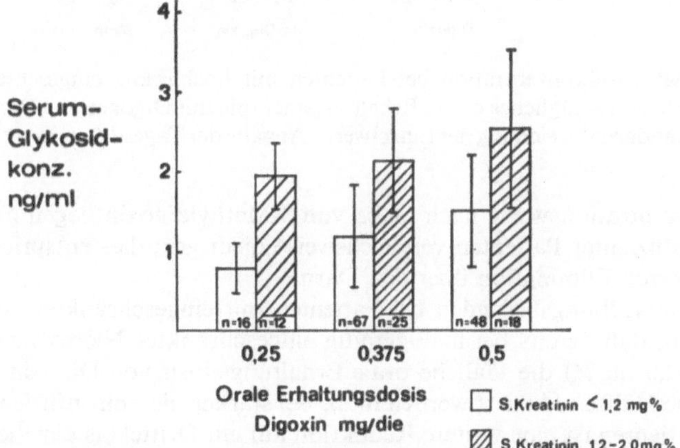

Abb. 13. Serumglykosidkonzentration bei Patienten ohne grobe Einschränkung (weiße Säulen) der Nierenfunktion und Patienten mit mäßiggradig eingeschränkter Nierenfunktion (schraffierte Säulen) unter gleicher täglicher oraler Erhaltungstherapie mit Digoxin: Mittelwerte mit Standardabweichung der Einzelwerte

Bestimmt man die Glykosid-Konzentration im Serum bei mit Digoxin und Digoxin-Derivaten digitalisierten Patienten mit stärker eingeschränkter Nierenfunktion, so zeigt sich, daß trotz einer um die Hälfte reduzierten oralen Glykosid-Dosis noch immer eine erhöhte Glykosid-Konzentration vorliegt. 26 Patienten mit einem Anstieg des Serum-Kreatinins auf Werte über 2 mg% (z. T. Dauerdialyse-Patienten) wiesen unter einer oralen Erhaltungsdosis von 0,25 mg Digoxin bzw. 0,2 mg β-Acetyldigoxin eine Glykosid-Konzentration im Serum von 2,5 ± 0,89 ng/ml gegenüber einem Vergleichskollektiv von 115 Patienten ohne grobe Einschränkung der Nierenfunktion mit normalem Serum-Kreatinin (1,3 ± 0,70 ng/ml) auf. Dasselbe Phänomen zeigt sich unter einer oralen Therapie mit 0,2 mg β-Methyldigoxin bei Patienten mit hochgradig eingeschränkter Nierenfunktion; bei diesem Kollektiv beträgt die mittlere Serum-Glykosid-Konzentration 2,8 ± 1,3 ng/ml (n = 11). Erst bei einer weiteren Reduktion der oralen Glykosid-Dosis auf ein Drittel bzw. ein Viertel der sonst üblichen Dosis liegen die Serum-Glykosid-Konzentrationswerte im gleichen Bereich wie bei Patienten ohne grobe Einschränkung der Nierenfunktion unter einer therapeutischen Dosis von Digoxin (Abb. 14). Die Serum-Glykosid-Konzentration beträgt bei den Patienten unter einer täglichen oralen Erhaltungs-dosis von 0,125 mg Digoxin   1,8 ± 0,94 ng/ml (n = 13),

unter 0,1   mg β-Acetyldigoxin 1,6 ± 0,69 ng/ml (n = 14) und

unter 0,1   mg β-Methyldigoxin 1,5 ± 0,49 ng/ml (n = 18).

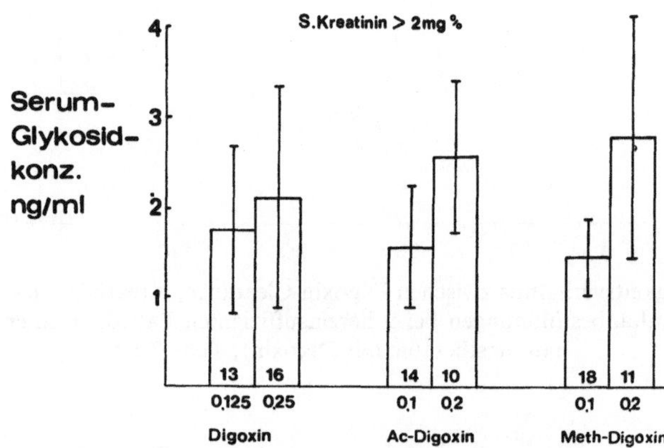

Abb. 14. Serumglykosidkonzentration bei Patienten mit hochgradig eingeschränkter Nieren-funktion unter reduzierter täglicher oraler Erhaltungstherapie mit Digoxin und Digoxinderivaten; Mittelwerte mit Standardabweichung der Einzelwerte, Angabe der Tagesdosen in mg und Fallzahlen

Die Serum-Konzentrationswerte nach Gabe von β-Methyldigoxin liegen in diesem Kollektiv niereninsuffizienter Patienten vergleichsweise niedriger; dies entspricht möglicherweise einer stärkeren Elimination über den Darm.

Aus den Untersuchungsbefunden bei Patienten mit eingeschränkter Nierenfunktion läßt sich ableiten, daß bereits bei mäßiggradig eingeschränkter Nierenfunktion (Serum-Kreatinin 1,3—2,0 mg%) die tägliche orale Erhaltungsdosis von Digoxin und Digoxin-Derivaten um die Hälfte reduziert werden muß. Bei stärker niereninsuffizienten Patienten bzw. Dialyse-Patienten ist eine weitere Reduktion auf ein Drittel bis ein Viertel der sonst üblichen Dosis anzuraten.

Bei 78 Patienten mit klinischen und/oder elektrokardiographischen Zeichen einer Glykosid-Intoxikation unter einer Therapie mit Digoxin und Digoxin-Derivaten wurde die Serum-Glykosid-Konzentration bestimmt und mit einem Kollektiv von 115 Patienten ohne toxische Erscheinungen verglichen, die mit Digoxin oral behandelt wurden. Die mittlere Serum-Konzentration betrug bei dem toxischen Kollektiv 4,0 ± 1,78 ng/ml gegenüber 1,3 ± 0,70 ng/ml (p < 0,001). Die große Streuung der Serum-Konzentrationswerte in beiden Kollektiven zeigt an, daß im Einzelfall Überschneidungen vorkommen. Unter einem Wert von 2,3 ng/ml konnte bisher keine sichere toxische Glykosid-Wirkung bei mit Digoxin digitalisierten Patienten festgestellt werden. Dagegen wurden bei einzelnen Patienten relativ hohe Serum-Konzentrationen bis zu 3,8 ng/ml gemessen, ohne daß Zeichen einer Digitalis-Intoxikation nachweisbar waren. 40 der 78 Patienten mit Digitalis-Intoxikation wurden näher analysiert. 45% klagten über subjektive Erscheinungen, wie Übelkeit, Appetitlosigkeit, Erbrechen, Durchfälle und Sehstörungen. In 88% der Fälle waren elektrokardiographisch Rhythmusstörungen faßbar, am häufigsten AV-Blockierungen 1. und 2. Grades sowie ventrikuläre Extrasystolen. Heterotope tachykarde Reizbildungsstörungen traten überwiegend bei relativ hohen Serum-Konzentrationen auf. Bei 18 der 40 intoxikierten Patienten traten die Erscheinungen einer toxischen Glykosid-Wirkung trotz einer „therapeutischen" oralen Erhaltungsdosis auf; alle diese Patienten hatten eine eingeschränkte Nierenfunktion. Auch dieser Befund unterstreicht die Bedeutung der Nierenfunktion für die Festlegung der therapeutischen Dosis von Digoxin und Digoxin-Derivaten. Insgesamt hatten 75% der 40 näher analysierten Patienten mit Digitalis-Intoxikation eine eingeschränkte Nierenfunktion.

Es besteht kein Zweifel, daß für das Auftreten einer toxischen Glykosid-Wirkung eine Vielzahl von Faktoren, wie Störungen des Elektrolythaushaltes, arterielle Hypoxie, Dauer und Schweregrad der Herzerkrankung maßgebend sind; in der überwiegenden Zahl der Fälle mit Digitalisintoxikation ist jedoch offensichtlich die Glykosid-Kumulation die entscheidende Ursache.

Zusammenfassung

Die radioimmunchemische Bestimmung von Digoxin ermöglicht die Messung von Digoxin-Konzentrationen im Serum von 0,2 bis 20 ng/ml. Bestimmungen im Urin sind mit der gleichen Genauigkeit möglich. Bei der radioimmunchemischen Bestimmung von Digoxin werden die Metabolite miterfaßt; die Bestimmung kann auf Derivate des Digoxins ausgedehnt werden. Nach oraler Gabe von β-Methyldigoxin in Tablettenform steigt die Serum-Glykosid-Konzentration rascher an und erreicht ein wesentlich höheres Maximum als nach Gabe von Digoxin und β-Acetyldigoxin. Ähnliche Unterschiede der Serum-Konzentration zeigen sich unter einer oralen Aufsättigungsbehandlung mit Digoxin, β-Acetyldigoxin und β-Methyldigoxin. Nach intravenöser Gabe gleicher Mengen von Digoxin und β-Methyldigoxin sind die gemessenen Serum-Konzentrationen bis zur 48. Stunde nahezu miteinander identisch, dies weist auf einen etwa gleich großen Verteilungsraum hin. Zwischen der Größe der täglichen oralen Erhaltungsdosis von Digoxin und der gemessenen Serum-Konzentration besteht eine lineare Beziehung mit relativ großen individuellen Schwankungen, die durch unterschiedliche individuelle Resorption, eventuelle Erkrankungen des Magen-Darm-Traktes, unter Umständen Schwankungen in der galenischen Aufbereitung und Glykosid-Menge der Präparate und durch das unterschiedliche Körpergewicht bedingt sind. Nach intravenöser Gabe von Digoxin erscheinen 76% in 7 Tagen im Urin, nach intravenöser Gabe von β-Methyldigoxin 62%. Digoxin-Clearance und Kreatinin-Clearance sind nahezu miteinander identisch. Bereits bei mäßiggradig eingeschränkter Nierenfunktion kommt es zu einer erheblichen Glykosid-Kumulation im Serum; bei Patienten mit stärker eingeschränkter Nierenfunktion oder terminaler Niereninsuffizienz ist die Serum-Konzentration trotz einer Reduktion der täglichen oralen Erhaltungsdosis um die Hälfte noch immer im Mittel signifikant erhöht. Patienten mit einer Digitalisintoxikation weisen in der Regel erhöhte Serum-Konzentrationswerte auf; unter einem Wert von 2,3 ng/ml konnten bisher keine klinischen Zeichen einer Digitalisintoxikation beobachtet werden.

Summary

Determinations of serum digoxin concentrations by radioimmunoassay permit exact measurement from 0.2 to 20 ng/ml; determinations in the urine may be performed with equal precision. The digoxin radioimmunoassay determines digoxin metabolites as well; it may also be used to measure digoxin-derivatives. Following oral administration of β-methyldigoxin in tablets serum concentrations rise more quickly and reach significantly higher peaks than after oral administration of digoxin and β-acetyldigoxin; similar effects are observed following oral maintainance therapy. After intravenous administration of equal doses of digoxin and β-methyldigoxin, serum concentrations are almost identical up to 48 hours, suggesting a similar mode of distribution in the human organism. There is a linear relationship between oral digoxin maintainance dosage and serum concentration with a relatively large standard deviation, caused by different individual enteral absorption, possible disease of the gastrointestinal tract, varying biologic availability of different digoxin preparations, and differences in body weight. Following intravenous administration of digoxin 76% are excreted in the urine within 7 days, 62% after intravenous administration of β-methyldigoxin. Renal digoxin clearance and creatinine clearance are almost identical. Even in patients on oral digoxin maintainance therapy with only moderately decreased renal function serum concentrations are markedly elevated; in patients with more severe renal failure or renal endstage insufficiency reduction of oral maintainance dosage by 50% still results in significantly elevated serum concentrations. As a rule in intoxicated patients serum concentrations are significantly elevated in the mean, although considerable overlapping with non-toxic patients does occur. Clinical symptoms of digitalis intoxication below a serum level of 2,3 ng/ml have not been observed so far.

Literatur

1. Benthe, H. F., Chempanich, K.: Vergleich der enteralen Wirksamkeit von Digoxin, Acetyldigoxin und Digitoxin. Arzn. Forsch. **15**, 486 (1965)
2. Bloom, P. M., Nelp, W. B., Tuell, S. H.: Relationship of the excretion of tritiated digoxin to renal function. Amer. J. Med. Sci. **251**, 133 (1966)
3. Butler, jr., V. P., Chen, J. P.: Digoxin specific antibodies. Proc. nat. Acad. Sci. (Wash.) **57**, 71 (1967)
4. Doherty, J. E., Perkins, W. H., Wilson, M. C.: Studies with tritiated digoxin in renal failure. Amer. J. Med. **37**, 536 (1964)
5. Evered, D. C., Chapman, C., Hayter, C. J.: Measurement of plasma digoxin concentration by radioimmunoassay. Brit. med. J. **3**, 427 (1970)
6. Evered, D. C., Chapman, C.: Plasma digoxin concentrations and digoxin toxicity in hospital patients. Brit. Heart J. **33**, 540 (1971)
7. Goldfinger, St. E., Heizer, W. D., Smith, T. W.: Malabsorption of digoxin in malabsorption syndromes. Gastroenterology **58**, 952 (1970)
8. Heizer, W. D., Smith, T. W., Goldfinger, St. E.: Absorption of digoxin in patients with malabsorption syndromes. New Engl. J. Med. **285**, 258 (1971)
9. Hilger, H.: Klinische Erfahrungen über enterale Resorption und Glykosidbedarf von Digoxin und β-Acetyldigoxin. Probleme der klinischen Prüfung herzwirksamer Glykoside. Darmstadt: Steinkopff 1968
10. Jelliffe, R. W., Blankenhorn, D. A.: Improved method of digitalis therapy in patients with reduced renal function. Circ. **36**, Suppl. 2, 150 (1967)
11. Larbig, D., Kochsiek, K.: Radioimmunchemische Bestimmungen von Digoxin im menschlichen Serum. Klin. Wschr. **49**, 1031 (1971)

12. Larbig, D., Kochsiek, K., Schrader, Ch.: Klinische Aspekte der radioimmunchemischen Bestimmung der Serum-Digoxin-Konzentration. Dtsch. Med. Wschr. **97,** 853 (1972)
13. Larbig, D., Kochsiek, K.: Zur radioimmunchemischen Bestimmung von Digoxin und Digoxinderivaten. Dtsch. Med. Wschr. **97,** 1310 (1972)
14. Lindenbaum, J., Mellow, M. H., Blackstone, M. C., Butler, V. P.: Variation in biologic availability of digoxin from four preparations. New Engl. J. Med. **285,** 1344 (1971)
15. Rietbrock, N., Abshagen, U.: Stoffwechsel und Pharmakokinetik der Lanataglykoside beim Menschen. Dtsch. Med. Wschr. **98,** 117 (1973)
16. Smith, T. W., Butler, V. P., Haber, E.: Determination of therapeutic and toxic serum digoxin concentrations by radioimmunoassay. New Engl. J. Med. **281,** 1212 (1969)
17. Smith, T. W., Butler, V. P., Haber, E.: Characterization of antibodies of high affinity and specifity for the digitalis glycoside digoxin. Biochem. **9,** 331 (1970)
18. Smith, T. W., Haber, E.: Digoxin intoxication: the relationship of clinical presentation to serum digoxin concentration. J. Clin. Invest. **49,** 2377 (1970)
19. Strobach, H., Greef, K., Horster, F. A., Wildmeister, W.: Radioimmunoassay for the determination of the serum digoxin level after application of digoxin and digoxin derivates in man. Naunyn-Schmiedeberg's Arch. Pharmacol. **274,** Suppl. R 113 (1972)

Diskussion

Bedeutung hoher Anfangs-Blutspiegel

Jahrmärker: Beim Methyl-Dogoxin ist bei oraler Therapie — im Gegensatz zu anderen Glykosiden, bei denen der Blutspiegel langsamer ansteigt — ein hoher Anfangs-Blutspiegel bemerkenswert, der dann mit der Verteilung wieder abfällt. Das ist durch die rasche Resorption bedingt (vgl. Beitrag Kaufmann). Der Kurvenverlauf kommt damit dem bei i.v. Applikation von Glykosiden nahe. Ich möchte ganz allgemein die Frage stellen, welche Vor- und Nachteile ein hoher Anfangs-Blutspiegel hat, wie er bei i.v. Therapie gegeben ist. Offenbar benötigt die Bindung am Rezeptor eine gewisse Zeit, dadurch ist das Herz vor dem hohen Anfangs-Blutspiegel geschützt, sonst würde die Gefahr einer vorübergehenden Überdosierung bestehen. Wahrscheinlich erfolgen aber Bindung und Wirkung von einem hohen Blutspiegel aus schneller, so daß der Vorteil in einer rascheren Wirkung besteht. Eine größere Anfangsausscheidung ist damit allerdings verbunden.

Larbig: Wir haben während dieser Anfangsphase bei oraler Therapie mit Methyl-Digoxin keine EKG-Registrierungen vorgenommen und können nicht sagen, ob etwa ein vorübergehender stärkerer Anfangseffekt aufgetreten wäre. Subjektiv traten jedenfalls keine Beschwerden auf. Es handelte sich allerdings um Selbstversuche am Gesunden.

Jahrmärker: Empirisch wird die Therapie mit den üblichen einzelnen i.v. Dosen ja vertragen. Etwaige Nebenwirkungen wie Extrasystolen treten z. B. beim Strophanthin am ehesten etwa 40 bis 60 min nach i.v. Applikation auf. Es scheint hier also ein Wirkungsmaximum zu geben, nach dem die Wirkung wahrscheinlich bereits wieder zurückgeht. Die Zeit bis zum Wirkungsmaximum kann man auch als volle Latenzzeit bezeichnen. Jedenfalls liegt das Wirkungsmaximum wesentlich später als der initiale Gipfel des Blutspiegels bei i.v. Gabe (Repke et al., Digitalis, S. 147, Oslo 1973). Wenn die Glykosidverträglichkeit herabgesetzt ist, empfehlen sich unterteilte Dosen oder auch Infusionstherapie.

Indikation zur i.v. Therapie mit Herzglykosiden

Köhler: Ich gebe dem Pat. eine i.v. Injektion, um ihm in einer kritischen Situation rasch zu helfen, und um den Effekt der einzelnen Dosis rasch beurteilen und die weitere Therapie danach einrichten zu können. Wenn ich ein Präparat habe, bei dem ich auch bei oraler Gabe einen ähnlichen Effekt erziele, so ist das in einem solchen Fall von Vorteil. — Die Angst, einen Pat. mit Glykosid zu überfluten, ist ein wesentlicher Grund dafür, daß viele Kollegen zu einer Therapie mit Glykosiden 2. Ordnung übergehen, die dann oft unzureichend ist. Man sollte aber von vornherein wirksam dosieren.

Avenhaus: Klinisch ist die i.v. Therapie vor allem dann indiziert, wenn die enterale Resorption unsicher ist. Wie ist der Einfluß von Stauungsinsuffizienz und Verdauungsstörungen auf den Blutspiegel?

Jahrmärker: Nach Doherty [Amer. J. med. Sci. **255**, 382 (1968)] schien die Resorption bei Stauungsinsuffizienz nicht gestört, dies bezog sich jedoch auf Digoxin in alkoholischer Lösung. Bei Verwendung von Digoxin-Tabletten stellten Oliver et al. (Digitalis, S. 336, Oslo 1973) mittels Blutspiegeluntersuchungen fest, daß bei Stauungsinsuffizienz die enterale Resorption deutlich verzögert ist gegenüber dem rekompensierten Zustand, daß aber in der Mehrzahl der Fälle therapeutische Blutspiegel erreicht werden. Allerdings weist die Resorption eine besonders große Streuung auf und ist in Einzelfällen ungenügend. Bei Digitalisierung ohne initiale Sättigungsdosis, lediglich mit Erhaltungsdosen, wurde in keinem Fall ein Digoxinspiegel über 0,5 ng/ml und ein klinischer Erfolg erreicht. Die Resorption erfolgt im Dünndarm, zu einem kleineren Teil auch im Magen (Marcus, Digitalis, S. 112, Oslo 1973) und ist bei Passagebeschleunigung, entsprechenden gastroenterologischen Therapeutica (Manninen et al., a.a.O. S. 329), bei herabgesetzter Splanchnicusdurchblutung (Lüllmann et al., a.a.O. S. 210) und unter Neomycintherapie herabgesetzt. Das gleiche gilt für Malabsorptionssyndrome [nicht Pankreasinsuffizienz; Arbeitsgruppe Smith, New Engl. J. Med. **285**, 257 (1971)]. Aktivkohle, Cholestyramin u. ä. können die Resorption von Digoxin bis auf 20% vermindern (Binnion, Digitalis, S. 216, Oslo 1973). — Es gibt also nicht ganz selten Situationen, in denen die Resorption unsicher erscheint und eine Therapiekontrolle anhand des Blutspiegels angezeigt wäre. Hier wird ein Vorteil von besonders rasch und bereits im obersten Darmanteil resorbierten Glykosiden (β-Methyl-Digoxin) angenommen. Zweifellos hat man in solchen Fällen klarere Verhältnisse, wenn man von der Resorption unabhängig ist, d. h. die Glykosidtherapie intravenös durchführt. Im übrigen können auch behinderte orale Aufnahme, Bewußtseinsstörungen und unzuverlässige Einnahme Anlaß zu einer i.v. Therapie geben. Wenn man wegen besserer „Steuerbarkeit" Strophanthin geben will, ist man ohnehin auf i.v.-Zufuhr angewiesen.

Wirkungseintritt bei i.v. Gabe von Glykosiden

Kübler: Müssen wir nicht die Frage an die Pharmakologen richten, wie sich die Zeitkonstanten der Glykosidbindung an der Membran verhalten?

Benthe: M. W. liegen solche Untersuchungen nur für Strophanthin und Digitoxin vor. Am isolierten Organ beträgt die Größenordnung 10 bis 20 min beim Strophanthin und 30 bis 60 min beim Digitoxin. Dem entspricht ein verzögerter inotroper Wirkungseintritt von Digitoxin gegenüber Strophanthin auch am isolierten Organ. Hydriertes Strophanthin wirkt schneller.

Jahrmärker: Nach Repke et al. (Digitalis, S. 146, Oslo 1973) und Erdmann und Schoner [Klin. Wschr. **52**, 705 (1974)] wird die Bindung durch hohe Strophanthin- und Calciumkonzentration und niedrige Kaliumkonzentration beschleunigt. Die Dissoziation verläuft langsamer. Klinisch besteht der Eindruck, daß der Wirkungsbeginn bei intravenöser Glykosidtherapie rasch erfolgt und daß sich dabei die einzelnen Glykoside nicht sehr stark unterscheiden, im Gegensatz zum Zeitpunkt des jeweiligen Maximums der Wirkung. Der Begriff Latenz muß also entsprechend definiert werden, und es muß angegeben werden, auf welche Meßgröße er sich bezieht.

Köhler: Bei Kontraktilitätsmessungen im rechten Ventrikel (dp/dt) ist beim Menschen nach 0,6 bis 0,7 mg Methyl-Digoxin i.v. der Wirkungsbeginn nach 4 min nachweisbar.

Blumberger: Beim Strophanthin verkürzt sich die Anspannungszeit schon nach 2 min.

König: Wir haben den Wirkungseintritt von β-Acetyl- und β-Methyl-Digoxin i.v. mittels Herzfrequenz, Anspannungszeit, Belastungsvenendruck und Belastungs-Pulmonalkapillardruck untersucht. An der Anspannungszeit beginnt die Wirkung nach 5 bis 10 min. Bei den genannten Parametern der Pumpfunktion können wir die Wirkung aus methodischen Gründen erst nach 15 min nachweisen. Das Wirkungsmaximum scheint früher erreicht zu sein als beim Frequenzeffekt.

Lydtin: Gemessen an der Anspannungszeit, fanden wir für β-Methyl-Digoxin an gesunden Probanden den Wirkungseintritt bei i.v. Gabe zwischen der 4. und 7. Minute, bei oraler Gabe ab 12. bis 17. Minute. Bei i.v. Gabe beobachteten wir ein plateauförmiges Maximum der Wirkung um die 30. bis 40. Minute, während wir bei oraler Gabe nach 60 bis 80 min immer noch eine ansteigende Wirkung sahen.

Klinische Bedeutung eines schnellen Wirkungseintritts

Greeff: Spielt es in der Klinik eine wesentliche Rolle, ob die Wirkung nach 10 oder 30 min eintritt?

Köhler: In Notfällen durchaus. Und in unklaren Situationen geben wir eine Prüfdosis und sehen nach 15 min, ob wir eine weitere Dosis geben müssen oder dürfen. Kommt der Effekt erst nach 30 min, müssen wir entsprechend länger warten.

Jahrmärker: Das erinnert an den Digitalistoleranztest, der in USA mit dem ultrakurz wirkenden Acetyl-Strophanthidin durchgeführt wurde. Seine Wirkung tritt in 5 bis 10 min ein und klingt in 1 bis 2 Std. wieder ab. In unklaren Situationen sollte damit geprüft werden, ob eine vermehrte Glykosidwirkung von Nutzen ist. Das Verfahren wurde wegen seines Risikos wieder verlassen. Es kommt aber in der Intensivtherapie vor, daß man sich mit wiederholten i.v. Dosen an Wirkung und Verträglichkeitsgrenze herantasten muß, wobei die schnellstwirksamste Substanz auch die sicherste ist, weil sich die Wirkung besser überwachen und beurteilen läßt, und weil sie ggf. auch schneller wieder abklingt. Beim Lungenödem ist das schnellste Glykosid das beste, auch wenn Füllungsdruck-senkende Maßnahmen Vorrang haben. Euphyllin hat hier u. a. den Zweck, mit seinem positiv inotropen Effekt die Zeitlücke bis zum Wirksamwerden von Strophanthin zu überbrücken. Auch bei anderen Notfällen und in der Herzchirurgie könnten schnellstwirksame Glykoside von Bedeutung sein.

Greeff: Kann man die Wirkung am Herzen in Beziehung setzen zur Dosis? Läßt sich, wenn der Effekt klein ist, mit einer größeren Dosis mehr erreichen?

Köhler: Man kann das generell nicht sagen, es hängt von den klinischen Umständen ab.

Blumberger: Bei oraler Therapie spielt die Größe einer Dosis insofern eine Rolle, als die Wirkung einer großen Dosis schneller eintritt.

Körpergewicht und Dosierung

Schnelle: Beim Körpergewicht spielt das Fettgewebe für die Dosierung keine Rolle, da keine Glykosidanreicherung im Fettgewebe stattfindet. Entscheidend ist vor allem das Muskelgewebe, das auch den größten Glykosid-Pool enthält. Beim Dicken braucht die Dosis also nicht erhöht zu werden, wohl aber beim Athleten.

Larbig: Entscheidend ist das fettfreie Körpergewicht. Allerdings wird der Einfluß des Körpergewichts durch andere Faktoren überdeckt und ist erst bei größeren Kollektiven deutlich.

Resorption und biologische Verfügbarkeit

Greeff: In Ihren Untersuchungen wurde Digoxin rascher resorbiert, als wir beobachtet haben.

Larbig: Wir haben die Tabletten bei Gesunden nüchtern mit etwas Wasser gegeben. Doherty gab Digoxin in alkoholischer Lösung und fand das Maximum des Blutspiegels nach 1 bis 1½ Std. [Amer. J. med. Sci. **255**, 382 (1968)].

Greeff: Bei alkoholischer Lösung von Digoxin, nüchtern gegeben, betrug die Resorption bei Doherty 85%. Mit Tabletten findet man die üblichen 60%.

Jahrmärker: Man hat vorgeschlagen, die Bioavailability an der Zerfallsgeschwindigkeit der Tabletten in einem geeigneten Medium in vitro zu testen. Mittels Magendarmsonden wurde gefunden, daß rasch lösliche Tabletten bereits weiter oben im Magendarmkanal resorbiert werden und damit weniger von der Geschwindigkeit der Magendarmpassage abhängig sind. Welche Präparate haben Sie verwendet?

Larbig: Digoxin wurde als Lanicor®, β-Acetyl-Digoxin als Novodigal® und β-Methyl-Digoxin als Lanitop® gegeben, alle in Tablettenform.

Jahrmärker: Die Tablettierung spielt für die biologische Verfügbarkeit eine große Rolle, daher muß man die Handelspräparate nennen. Seit der Publikation von Lindenbaum et al. [New Engl. J. Med. **285**, 1344 (1971)] wurde man darauf aufmerksam, daß im Ausland Präparate im Handel waren, die trotz gleichen Wirkstoffgehalts nur eine ungenügende Glykosidresorption aufwiesen. Auch beim gleichen Präparat schwankte die biologische Wertigkeit durch eine Änderung im Herstellungsprozeß erheblich (Shaw, Digitalis, S. 380, Oslo 1973).

Larbig: Müßte man bei Pat., die auf Glykoside in Tropfenform eingestellt werden, eher Intoxikationen erwarten oder mit geringeren Dosen auskommen?

Greeff: Zumindest wenn sie die Tropfen nüchtern einnehmen, kann man das vermuten.

Jahrmärker: Die meisten Menschen nehmen ihre Arznei nach dem Essen. Wie ist der Einfluß der Nahrungsaufnahme?

Bodem: Bei vollem Magen ist die Resorption lediglich verzögert, später werden die gleichen Blutspiegel erreicht (White et al., Brit. Med. J. **1971** I, 380).

Blutspiegel bei Dauertherapie und Halbwertszeit

Belz: Die Halbwertzeit eines Glykosids läßt sich auch errechnen aus der Zeitdauer, nach der bei repetitiver Applikation der gleichen täglichen Dosis ein Plateau des Blutspiegels gemessen wird. Beim Digoxin haben wir ein Plateau nach 6 Tagen gefunden. Daraus ergibt sich eine Halbwertzeit von 50 bis 60 Std.

Bodem: Das erscheint kaum möglich, denn rechnerisch wird erst nach dem 4,3fachen der Halbwertzeit ein Plateau erreicht. Aus Ihren Angaben würden sich Werte errechnen, die bei 95% des Plateaus liegen, d. h. aber, daß Ihre Meßmethode mit einer Genauigkeit von ±5% arbeiten müßte. Für Digoxin mit einem Plateau von 1,2 müßten noch Differenzen von 0,06 ng/ml genau bestimmt werden können, und das ist unwahrscheinlich.

Nierenfunktion und Glykosidtherapie

Jahrmärker: Der Einfluß der Nierenfunktion auf den Glykosidstoffwechsel ist gerade auch in der Arbeitsgruppe von Herrn Larbig eingehend untersucht worden, und auch in dem Referat wurde die enge Beziehung zwischen Digoxin-Clearence und Kreatinin-Clearence gezeigt, und es wurden Empfehlungen für die Dosisreduzierung bereits von einer beginnenden Einschränkung der Nierenfunktion an gegeben. Wie steht es nun mit den Unterschieden einzelner Glykoside, deren Biotransformation und enterohepatischer Kreislauf unterschiedliche Bedeutung haben oder bekommen können? Gelegentlich wurde Digitoxin, welches ja sonstige Nachteile hat, zur Anwendung bei Niereninsuffizienz empfohlen, weil es weniger auf die renale Ausscheidung angewiesen sei, und auch Proscillaridin wurde von Belz in diesem Zusammenhang genannt?

Larbig: Zur Frage der Dosisreduzierung bei hochgradig eingeschränkter Nierenfunktion: Ich bin nicht sicher, ob man die Dosierung soweit reduzieren soll, daß der Plasmaspiegel einem Normalkollektiv entspricht. Wir haben nämlich bei den Nierenkranken trotz höherer Blutspiegel auffallend wenig toxische Erscheinungen gesehen, und zwar ohne daß das Serumkalium wesentlich erhöht gewesen wäre. Man muß Zweifel anmelden, ob die Serumkonzentration noch in der gleichen Relation zur Wirkung steht, sei es daß beim radioimmunologischen Nachweis wasserlösliche inaktive Metabolite vermehrt miterfaßt werden, sei es, daß sich die Bindungseigenschaften am Rezeptor ändern oder auch Elektrolytverschiebungen dem kardialen Effekt entgegenwirken.

Kramer: Zur Frage Digitoxin oder Digoxin bei Niereninsuffizienz: Bei Ausfall der renalen Ausscheidung haben wir beim Digoxin eine verlängerte Halbwertszeit von 80 Std., beim Digitoxin jedoch unverändert von 200 Std. Daraus ergibt sich, daß wir das Digoxin auch bei fehlender Nierenausscheidung immer noch besser steuern können als das Digitoxin.

Haberland: Beim Digitoxin fand Frau Storstein mit der Rubidium-Methode und mit chromatographischen Untersuchungen, daß die Serumhalbwertszeit bei Urämie durch vermehrte Biotransformation verkürzt war (Digitalis, S. 158, Oslo 1973).

Kramer: Bei Niereninsuffizienz liegt offenbar eine Retention wasserlöslicher Metabolite vor, deren Eliminationsgeschwindigkeit größer als die von Digitoxin, gegenüber Nierengesunden jedoch vermindert ist.

Jahrmärker: Vielleicht kann man hier die alten Untersuchungen von Friedman et al. erwähnen, die beim Menschen nach Digitoxin mittels biologischer Testung am embryonalen Entenherz eine bis zu 50% betragende Ausscheidung kardioaktiver Substanzen über die Niere beobachteten [Proc. Soc. exp. Biol. Med. 72, 468 (1949); Circulation 6, 853 (1952); Medicine 33, 15 (1954)]. Danach würde bei Niereninsuffizienz auch nach Digitoxin eine vermehrte Kumulation kardioaktiver Substanzen möglich erscheinen.

H. Jahrmärker

Probleme der Digitalisintoxikation

Bei 8 bis 20 % der mit Herzglykosiden behandelten Patienten treten unerwünschte Glykosidwirkungen auf. In einer Studie von Beller et al. [2] betrug die Letalität dieser Gruppe 41 % gegenüber 17 % bei den nebenwirkungsfrei behandelten Patienten. Zweifellos handelt es sich um eine prognostisch ungünstige Patientenauswahl, jedoch läßt sich ein Einfluß der Glykosidnebenwirkungen auf den Verlauf nicht ausschließen, auch wenn nur Einzelfälle unmittelbar letal verlaufen.

Wie läßt sich die absolut und relativ große Häufigkeit der Nebenwirkungen senken? 1. Durch Vermeidung irrtümlicher Fehldosierungen, die jedoch nur ausnahmsweise die Ursache sind. 2. Durch Berücksichtigung klinischer Faktoren, die zu Nebenwirkungen disponieren. Es hängt vom Stand der Kenntnis ab, wieweit sich die Nebenwirkungsrate durch eine entsprechend angepaßte Dosierung senken läßt. 3. Durch Dosierung nach dem Blutspiegel, womit in einer Modellstudie die Toxizität von 10 % auf 4 % gesenkt werden konnte [6].

Pathogenetische Mechanismen kardialer Glykosidnebenwirkungen

Kardiale Glykosidnebenwirkungen können prinzipiell auf drei verschiedenen Wegen zustande kommen:

1. Das Angebot an freiem Glykosid ist zu groß. Dies wird am Blutspiegel erkennbar und hat seine Ursache in Dosierung oder Glykosidverteilung und -stoffwechsel. Wichtigstes Beispiel ist die vermehrte Kumulation bei Niereninsuffizienz.

2. die Glykosidbindung am Rezeptor ist gesteigert. Dies ist nicht am Blutspiegel erkennbar, sondern nur an den biologischen Wirkungen. Die spezifische Bindung wird z. B. durch Hypokaliämie und Hypercalcämie erhöht [7, 11, 15] und ist aus dem Myokardgehalt, dessen Verhältnis zum Plasmaspiegel beim Digoxin etwa zwischen 20 : 1 und 200 : 1 variiert [3, 4, 5, 11], nicht zu erschließen.

3. Die Reaktion des Erfolgsorgans ist verstärkt, sei es krankheitsbedingt wie bei vorbestehender Ektopieneigung, sei es durch Milieufaktoren wie Hypoxämie, Hypokaliämie und Hypercalcämie oder durch Arzneimittelinterferenz wie bei Betarezeptorstimulation.

Der Begriff Intoxikation ist insofern zweckmäßig, als er Dosisreduzierung und ggf. entsprechende Therapie signalisiert. Man wird der pathogenetischen Situation jedoch besser gerecht, wenn man nicht-präjudizierend von unerwünschten Glykosidwirkungen oder von Glykosidnebenwirkungen, und im Falle normaler Dosierung oder therapeutischer Blutspiegel von herabgesetzter Glykosidtoleranz oder -verträglichkeit spricht. Rhythmusstörungen, die meist polyätiologisch sind, können als glykosidbedingt oder -ausgelöst oder als glykosidabhängig bezeichnet werden.

Erkenntnisse aus Blutspiegeluntersuchungen

Blutspiegeluntersuchungen haben zum Verständnis und zur Erkennung der Glykosidintoxikation wesentlich beigetragen. Patienten mit Glykosidnebenwirkungen unter Digoxin hatten Blutspiegel von 2 bis 7 ng/ml und gelegentlich noch höher, während sich als therapeutischer Bereich 0,5 bis über 2, in der Regel 1 bis 1,5 ng/ml ergab. Dies geht besonders aus den Befunden von Smith u. Haber [18], Beller et al. [2] und Evered u. Chapman [8] hervor und ist immer wieder bestätigt worden. Analoge Verhältnisse fanden sich beim Digitoxin. Auch die Wertigkeit von Arrhythmieformen läßt sich unter dem Gesichtspunkt des Blutspiegels betrachten, insbesondere bestätigte sich die schwerwiegende Bedeutung von supraventrikulärer Tachykardie mit Block (Tab. 1). Generell kann also gesagt werden, daß bei Digoxinpräparaten bei einem Blutspiegel unter 2 ng pro ml eine Intoxikation ungewöhnlich, oberhalb 2 ng/ml dagegen zunehmend wahrscheinlich ist. Daraus ergibt sich, daß der 1. pathogenetische Mechanismus — erhöhtes Glykosidangebot an das Herz — der wesentliche und die Blutspiegelbestimmung sinnvoll ist. Gleichzeitig ergaben die Befunde von Smith u. Haber u. a., daß der Einfluß der Dosierung zwar erkennbar, aber doch relativ gering war, woraus zu schließen ist, daß für den erhöhten Blutspiegel in erster Linie Glykosidstoffwechsel und Elimination verantwortlich sind.

Tabelle 1. Digoxin-Serumkonzentration bei verschiedenen Formen glykosidbedingter Arrhythmien (nach Smith u. Haber [18]). Auch bei Fällen mit Kammerflimmern wurden besonders hohe Blutspiegel gefunden

Arrhythmieform	n	Digoxin im Serum ng/ml
supraventrikuläre Tachykardie mit Block	18	4,1 (2,0— 8,7)
ventrikuläre Ektopien	21	3,7 (1,6—14,0)
Flimmerarrhythmie < 50/min + ventrikuläre Extrasystolen	5	2,2 (1,6— 3,0)
av-Block Grad II—III	4	3,2 (2,0— 4,6)

Im Bereich von 1,5 bis 3 ng Digoxin/ml ergab sich in den genannten Untersuchungen eine deutliche Überlappung zwischen nebenwirkungsfreier Therapie und Glykosidnebenwirkungen. Bei Smith u. Haber betraf dies vor allem koronarsklerotische Herzleiden. Aus der Überlappung des Blutspiegels geht hervor, daß hier der 2. und 3. pathogenetische Mechanismus wirksam werden. Ihre Analyse muß durch klinische Studien erfolgen, wobei sich beide klinisch nicht immer trennen lassen.

Ergebnisse klinischer Analysen

Faktoren, welche zu Glykosidnebenwirkungen disponieren, können an Einzelfällen oder im Gruppenvergleich untersucht werden. Tab. 2 gibt das Ergebnis solcher Gruppenvergleiche wieder. Glykosidabhängige Arrhythmien waren gehäuft bei eingeschränkter Nierenfunktion, im Alter (unabhängig vom Kreatininspiegel [12]) und bei fortgeschrittenen Herzveränderungen (Herzinsuffizienz Grad 3 bis 4, starke Herzvergrößerung, Lungenstauung, Vorhofflimmern). Befunde, die auf eine gestörte Leberfunktion hinweisen (Transaminasen, Thymol, Elektrophorese), spielten keine sichere Rolle. Erniedrigtes Serumalbumin, was den gebundenen Glykosidanteil vermindert, wurde von Beller

Tabelle 2. Analyse klinischer Faktoren im Hinblick auf die Glykosidverträglichkeit. Es wurde jeweils ein statistischer Vergleich zwischen einer Gruppe mit nebenwirkungsfreier Glykosidtherapie (n_1) und einer Gruppe mit glykosidabhängigen Arrythmien (n_2) durchgeführt. [Zusammenstellung nach Jahrmärker, Internist **14**, 306 (1973)].

Glykosidabhängige Arrythmien waren

gehäuft bei	unabhängig von
erhöht. Kreatinin oder Harnst.-N (1, 2, 3, 4)	Glykosidpräparat (1, 2, 4)
im Alter (1, 3, 4) [über 80 J. in 63% (4)]	Dosierung (1, 2, 4)
Herzinsuffizienz Grad III—IV (1, 2, 4)	Körpergewicht (1, 3)
Herzvergrößerung, Lungenstauung (4)	Diuretica (1, 2, 4) (bei entsprechender Anwendung)
vorbest. Vorhofflimmern (1, 2, 4)	Serum-Kalium (1, 2, 3, 4) (ggf. substituiert)
erh. Bilirubin, SGOT (2)	Serum-Na, HCO_3, Ca (2)
vermind. Serumalbumin (2)	LDH, Blut-pH (2)
Hypoxämie (2), Cyanose (4)	Art des Herzleidens (1, 2, 4)
Lungenkrankheiten (nur 2)	

— jedoch Toxizität bei niedrigem Glykosidspiegel besonders bei coronarsklerotischem Herzleiden (1, 2, 3).

1 = Smith u. Haber (1970). 2 = Beller u. Mitarb. (1971). 3 = Evered u. Chapman (1971). 4 = Eigene Beobachtungen an der I. Med. Univ.-Klinik München, Diss. Michenfelder (1972), n_1 200, n_2 100.

et al. [2] als disponierend angegeben, eine herabgesetzte Toleranz bei Hypoxämie [1] und Cyanose deutete sich an.

Ohne erkennbare Beziehung zur Intoxikationshäufigkeit war das verwendete Glykosidpräparat. Allerdings waren nicht in allen Studien mehrere Präparate verwendet worden. Digitoxin scheint wegen der langen Wirkdauer etwas gefährlicher [16]. Auch bei Dosierung und Körpergewicht ließ sich eine Beziehung zur Intoxikationshäufigkeit nicht sichern. Bei diuretischer Therapie und Elektrolytstörungen gilt das gleiche, allerdings unter der Voraussetzung von entsprechender Anwendungsweise und Elektrolytausgleich. Die Art des Herzleidens war ohne sicheren Einfluß, wenn von der „Schwere des Zustandes" abgesehen wird. Wie erwähnt, kam Toxizität bei grenzwertigem Glykosidspiegel besonders bei koronarsklerotischen Herzleiden vor.

Diese Angaben beziehen sich auf chronische Zustände; akute Erkrankungen wie Myokardinfarkt sind darin nicht enthalten. Auch kommen bei der statistischen Prüfung seltenere Krankheitsbilder wie Hypothyreose oder Hypercalcämie nicht zur Darstellung. Bei ähnlicher Analyse fanden Duhme et al. [6] das Nebenwirkungsrisiko mindestens verdoppelt im Alter, bei Fällen mit langem Aufenthalt oder Tod in der Klinik, bei Vorhofflimmern, bei Diuretikatherapie, bei intravenöser Digoxingabe und besonders bei Vorbehandlung mit Digitoxin.

Bei der *Therapie* der Glykosidektopien scheinen elektrophysiologische Hinweise die empirisch begründete Bevorzugung von Diphenylhydantoin und Kalium zu bestätigen [10]. Cholestyramin ist bei Digitoxin-Intoxikation indiziert, beim Digoxin scheint nach experimentellen Befunden eine Therapie mit Digoxin-Antikörpern möglich [17]. Im übrigen wird auf die Literatur verwiesen [9,13].

Zusammenfassung

Blutspiegeluntersuchungen haben für das pathogenetische Verständnis und für die klinische Erfassung von Glykosidintoxikationen wesentliche Fortschritte erbracht. Pathogenetisch im Vordergrund steht ein erhöhtes Glykosidangebot an das Herz, vorwiegend aufgrund von Veränderungen des Glykosidstoffwechsels. Daneben spielen Änderungen der spezifischen Glykosidbindung und der Reaktionsweise des Erfolgsorgans eine Rolle. Der Blutspiegel reicht also als alleiniges Kriterium nicht aus, sondern bedarf der Interpretation an Hand klinischer Daten. Faktoren, welche zu Glykosidnebenwirkungen disponieren, werden durch klinische Analyse geprüft. Das Ergebnis einer solchen Untersuchung wird dargelegt.

Summary

By means of blood level studies substantial progress has been made in the understanding of the pathogenesis and in the clinical identification of glycoside intoxication. An increased supply of glycoside to the heart is the prevailing pathogenetic factor, mainly due to changes in glycoside metabolism. Alterations in the specific binding of the glycosides and in the reactions of the heart by itself also play a part. Blood levels alone are insufficient parameters and need interpretation based on clinical data. Factors which are of significance for predisposing to glycoside side actions are studied by clinical analysis. The results of such an analysis are demonstrated.

Literatur

1. Baum, G. L., Dick, M. M., Blum, A., Kaupe, A., Carballo, J.: Factors involved in digitalis sensivity in chronic pulmonary insufficiency. Amer. Heart J. **57**, 460 (1959)
2. Beller, G. A., Smith, T. W., Abelman, W. H., Haber, E., Hood, W. B., Jr.: Digitalis intixication: A prospective clinical study with serum level correlations. N. Engl. J. Med. **284**, 989 (1971)
3. Binnion, P. F.: Plasma and myocardial digoxin levels in dogs and man. Symposion on Digitalis, ed. by O. Storstein, Oslo: Gyldendal Norsk Forlag, S. 254, 1973
4. Chamberlain, D. A.: The ratio between myocardial and plasma levels of digoxin. S. 262, Symposion on Digitalis, Oslo 1973
5. Coltart, J., Howard, M., Chamberlain, D.: Myocardial and skeletal concentrations of digoxin in patients on long-term therapy. Brit. Med. J. **II**, 318 (1972)
6. Duhme, D. W., Greenblatt, D. J., Koch-Weser, J.: Reduction of digoxin toxicity associated with measurement of serum levels. Ann. intern. Med. **80**, 516 (1974)
7. Erdmann, E., Schoner, W.: Eigenschaften des Rezeptors für Herzglykoside. Klin. Wschr. **52**, 705—718 (1974)
8. Evered, D. C., Chapman, C.: Plasma digoxin concentrations and digoxin toxicity in hospital patients. Brit. Heart J. **33**, 540 (1970)
9. Jahrmärker, H.: Behandlung der Nebenwirkungen der Digitalisglykoside: Medikamentöse Möglichkeiten und ihre Indikationen. In: Herzinsuffizienz, ed. by H. Reindell, J. Keul, E. Doll, S. 588, Stuttgart: Thieme-Verlag, 1968
10. Jahrmärker, H., Theisen, K.: Kammerflattern und Kammerflimmern. In: Herzrhythmusstörungen (2. Wiener Symposion, 1973), herausgeg. v. A. Antoni u. S. Effert, S. 291—309, Stuttgart–New York 1975
11. Marcus, F. I.: Metabolism of digoxin in normal man and factors influencing the body distribution. Symposion on Digitalis, S. 112, Oslo 1973
12. Michenfelder, J.: Über Faktoren, die zu kardialen Glykosidnebenwirkungen disponieren. Dissertation, München 1973
13. Orinius, E.: Treatment of digitalis intoxication. Symposion on Digitalis, S. 307, Oslo 1973

14. Redfors, A., Bertler, A., Schüller, H.: The ratio between myocardial and plasma levels of digoxin in man. Symposion on Digitalis, S. 265, Oslo 1973
15. Repke, K. R. H., Herrmann, I., Kunze, R., Portius, H. J., Schön, R., Schönfeld, W.: Mechanism of digitalis action and the importance of the kinetics of the formation and decomposition of glycosidereceptor complex for understanding of overall pharmacokinetics of digitalis compounds. Symposion on Digitalis, S. 143, Oslo 1973
16. Schölmerich, P.: Art und Häufigkeit unerwünschter Nebenwirkungen der Digitalis-Glykoside. In: Herzinsuffizienz, S. 574, Stuttgart: Thieme-Verlag, 1968
17. Smith, T. W.: New approches to the management of digitalis intoxication. Symposion on Digitalis, S. 312, Oslo 1973
18. Smith, T. W., Haber, E.: Digocin intoxication: the relationship of clinical presentation to serum digoxin concentration. J. Clin. Invest. **49**, 2377 (1970)

Diskussion

Intoxikationsfragen

Köhler: Wir haben beobachtet, daß zu der Zeit, als die Welle der Diuretica-Therapie anlief, die Digitalisintoxikationen schlagartig zunahmen.

Jahrmärker: Selbstverständlich besteht besonders bei forcierter diuretischer Therapie nach wie vor die Gefahr einer Digitalisintoleranz infolge von Kalium- und Magnesium-Verlusten. Nachdem die Kenntnis dieser Zusammenhänge Allgemeingut geworden ist und die Therapie entsprechend durchgeführt und durch Elektrolytsubstitution oder antikaliuretische Therapie ergänzt wird, sind die Diuretica-induzierten Glykosidintoxikationen zurückgegangen. Mit einer Verminderung des Gesamtkörperkaliums ist allerdings auch dann noch zu rechnen [Novak u. Harrison, Mayo Clin. Proc. **48**, 107 (1973)]. Die der vorgelegten Analyse zugrundeliegenden Beobachtungen stammen aus den letzten 2 bis 3 Jahren, und dabei war bei dem jetzt üblichen therapeutischen Vorgehen keine Häufung von Glykosidintoxikationen bei diuretischer Therapie mehr nachweisbar, bzw. diese ging in der statistischen Streuung unter. Größere Fallzahlen würden wohl noch etwas erkennen lassen. Die Diuretica-induzierten Glykosidintoxikationen sind sozusagen schon eine historische Erfahrung und bleiben es hoffentlich auch.

Kramer: Die erhöhte Intoxikationsgefahr im Alter dürfte durch die Einschränkung der glomerulären Filtrationsrate und die Abnahme der Muskelmasse, also eine Verkleinerung des Verteilungsraums, bedingt sein.

Jahrmärker: Zu diesen hauptsächlichen Faktoren kann eine vermehrte Arrhythmieneigung infolge altersbedingter Gefäßveränderungen usw. hinzukommen.

Greeff: Zwischen Blutspiegel und toxischen Glykosidwirkungen bestehen offenbar Beziehungen. Korreliert der Blutspiegel auch mit dem therapeutischen Effekt?

Larbig: Das ist eine außerordentlich schwierige Frage, zumal die Voraussetzungen für eine Kontraktilitätssteigerung in unterschiedlichem Maße gegeben sind. Es ist wichtig, allerdings sehr schwierig, hier exakte Studien zu machen.

Jahrmärker: Lukas fand 12 Std. nach einer einmaligen Dosis von 1 mg Digitoxin oral eine Korrelation zwischen der Höhe des Blutspiegels und der Verkürzung der linksventrikulären Austreibungszeit (r = 0,85; Digitalis, S. 86, Oslo 1973).

G. Kaufmann

Die klassischen Kenndaten der Herzglykoside
im Licht neuerer Kenntnisse

Im folgenden sollen drei klassische Kenndaten den Ergebnissen der neueren klinischen Pharmakologie der Herzglykoside gegenübergestellt werden: Die Abklingquote der Wirkung, die Resorptionsquote und der sog. Vollwirkspiegel, Begriffe, die seit den grundlegenden Arbeiten von Augsberger [2, 3] allgemeine Verbreitung gefunden haben — jedenfalls im deutschen Sprachgebiet. Mit der *Bezeichnung Kenndaten* wird treffend zum Ausdruck gebracht, daß es sich um *abstrakte* Begriffe handelt, um Maßzahlen, die aufgrund vergleichender Beobachtungen von Wirkungen ermittelt wurden. Man sollte der Versuchung widerstehen, diese Maßzahlen mit irgendwelchen „vulgärpharmakologischen" Vorstellungen zu verbinden.

1. Abklingquote der Wirkung

Es liegt nahe, die Abklinggeschwindigkeit der Wirkung mit der Halbwertzeit des betreffenden Glykosids im Blut zu vergleichen. Für die Erfassung des Wirkungsabfalls gibt es verschiedene Methoden:

a) Das Verhältnis der täglichen Erhaltungsdosis zur einmaligen Volldosis eines Medikaments ergibt zuverlässig die tägliche Abklingquote der Wirkung, sofern die einmalige Volldosis extrapoliert werden kann. Augsberger [3] hat auf diese Weise aufgrund von Angaben der Literatur die Abklinggeschwindigkeit für verschiedene Glykoside ermittelt.

b) Die Wirkungsdauer eines Glykosids im Absetzversuch nach voller Digitalisierung ist ebenfalls ein Maß der Abklinggeschwindigkeit. Augsberger [3] hat empirisch angegeben, daß die Wirkung so lange anhält, bis der Wirkspiegel auf ein Viertel des ursprünglichen Vollwirkspiegels abgefallen ist. Wenn man die exponentielle Abklinggeschwindigkeit als Halbwertzeit der Wirkung ausdrückt, dann wäre rechnerisch die Wirkungsdauer just doppelt so lang wie die Halbwertzeit der Substanz. Die Genauigkeit dieser Bestimmungsmethode wurde wahrscheinlich überschätzt. Sie liefert immerhin eine praktische Faustregel.

c) Die Bestimmung der *Anspannungszeit* (Blumberger [7, 8]) oder der *frequenzkorrigierten Austreibungszeit* (Blumberger [8], Weissler et al. [29, 30]) mit Karotispulskurve und EKG ergibt Verlaufskurven, an denen sich die Halbwertzeit der Wirkung direkt ablesen läßt (Shapiro et al. [5]).

Halbwertzeiten der Wirkung

In Tab. 1 sind die *Halbwertzeiten der Wirkung*, wie sie nach den beiden ersten Methoden ermittelt wurden, und die biologische *Halbwertzeit im Blut* einander gegenübergestellt. Die Zahlen der zweiten Kolonne stammen vorwiegend aus neueren Arbeiten, die methodisch besonders zuverlässig erscheinen. Das Glykosidgemisch k-Strophanthin wurde nicht miteinbezogen (vgl. [17]).

Tabelle 1. Herzglykoside: Abfall von Wirkung (Kammerfrequenz bei Vorhofflimmern) und Blutkonzentration (Angaben in Stunden, bei Digitoxin in Tagen; $t_{\frac{1}{2}}$ z.T. als Streubereich mit Mittelwert angegeben)

	$t_{\frac{1}{2}}$-Wirkung	Autoren	$t_{\frac{1}{2}}$-Konz.	Autoren
Azetyl-strophanthidin	1,3	[15]	2,3	[23]
Ouabain	24	[15]	22	[24]
Lanatosid C	73 66	[3] [28]	32	[6]
Digoxin	73 84	[3] [28]	24—51 73 (alt)	[11,12,14,19] [14]
Digitoxin (Tage)	9 7	[3] [28]	4,3— 5,9 $\overline{(5)}$ 3,7— 9,6 $\overline{(6)}$ 2,4—11,5 $\overline{(7)}$ ca. $\overline{8}$	[18] [27] [16] [4]

Wenn nur die *durchschnittlichen* Halbwertzeiten miteinander verglichen werden, so ergibt sich eine *sehr befriedigende Korrelation*. Zwar sind die Halbwertzeiten der Wirkung bei *Lanatosid C und Digoxin* relativ lang (im Verhältnis zum Konzentrationsabfall). Das erklärt sich zum Teil mit der Auswahl der Probanden. Blutspiegelbestimmungen wurden häufig an herzgesunden jüngeren Erwachsenen durchgeführt. Die Abklingquoten Augsbergers wurden bei ambulanten Herzpatienten mit mittelschwerer Herzinsuffizienz ermittelt. Darunter befanden sich viele ältere Leute. Bei Digoxin entspricht die Halbwertzeit von über 70jährigen Menschen der durchschnittlichen Halbwertzeit der Wirkung in dem von Augsberger ausgewerteten Material (Ewy et al. [14]). Bei *Digitoxin* ermittelte Storz [28] eine Abklingquote der Wirkung von 9%, d. h. eine Halbwertzeit der Wirkung von 7 Tagen. Das liegt nach neueren Untersuchungen im Bereich der biologischen Halbwertzeit im Blut.

Praktisch übereinstimmend sind die Halbwertzeiten von Wirkung und Blutkonzentration, wenn der Wirkungsablauf mit der Austreibungszeit ermittelt wurde. Solche Untersuchungen sind mit Digoxin und mit Digitoxin [25], mit Ouabain [30] und Acetylstrophanthidin [9] gemacht worden.

Streuung der Halbwertzeiten

Weniger übereinstimmend wird die *Streuung der Halbwertzeiten* beurteilt. Augsberger [3] hat für die Abklingquote der Wirkung überhaupt keine Streuung angegeben, Storz [28] teilt für ein gegebenes Glykosid sehr kleine Variationen der Wirkungsdauer mit. Die meisten Autoren scheinen der Meinung zu sein, daß die Abklingquote der Wirkung beim einzelnen Glykosid innerhalb sehr enger Grenzen variiere. Alle Berechnungen von Wirkspiegeln und Vollwirkspiegeln beruhen ja auf dieser Annahme. Aufgrund der Wirkungsanalysen allein kam meines Wissens niemand auf die Idee, die große Variation der täglichen Erhaltungsdosis mit einer Variation der Abklinggeschwindigkeit zu erklären.

Demgegenüber sind wir heute überzeugt, daß die individuell erforderliche Tagesdosis eines Glykosids vorwiegend, wenn auch nicht ausschließlich, durch die *individuell variable Halbwertzeit* bedingt ist. Dies ist erst durch die klinisch-pharmakologischen Untersuchungen mit Blut- und Urinanalysen klar geworden.

Es ist wohl unbestritten, daß die *Halbwertzeit von Digoxin eine recht große Streuung* hat und vor allem von der Nierenfunktion bestimmt wird. Kreatinin-Clearance und

Digoxin-Clearance gehen zwar nicht völlig parallel, doch besteht eine sehr enge Korrelation. Insofern ist die Halbwertzeit von Digoxin in etwa voraussehbar.

Meinungsverschiedenheit herrscht über die Streuung der Halbwertzeiten von *Digitoxin*. Lukas [18] vertritt in einem Leitartikel „Von Kröten und Blumen" (of toads and flowers) die Meinung, die Halbwertzeit von Digitoxin variiere in sehr engen Grenzen. Das beruht auf Bestimmungen bei 8 Probanden mit einer zuverlässigen, sehr aufwendigen Methode. Andere Autoren, die die Halbwertzeit von Digitoxin an größeren Patientenzahlen ermittelten, kommen zu erheblich größeren Streuungen, z. B. norwegische Autoren [16,27] (siehe Tab. 1). Daran sind nicht nur methodische Gründe schuld. Bentley et al. [5] haben gezeigt, daß bei sehr hohen Ausgangskonzentrationen im Blut die Digitoxin-Konzentration langsamer abfällt. Die Halbwertzeit ist also bei Digitoxin-*Intoxikation* besonders *lang*. Ähnliche Beobachtungen wurden auch bei anderen in der Leber metabolisierten Medikamenten gemacht, so bei Diphenylhydantoin [1]. Diskutiert wird eine Überbeanspruchung des enzymatischen Abbaus durch hohe Blutspiegel.

Eine weitere Ursache abweichender Halbwertzeiten von Digitoxin ist die Interferenz der Metabolisierung des Glykosids mit derjenigen anderer Medikamente. Solomon et al. [26] hatten nachgewiesen, daß Phenobarbital und Phenylbutazon durch *Enzyminduktion* den Abbau von Digitoxin beschleunigen, d. h. die Halbwertzeit verkürzen und den Tagesbedarf erhöhen. Es ist zu vermuten, daß der Abbau weiterer Medikamente mit der Metabolisierung von Digitoxin in der Leber interferiert. Das ist für mich der Hauptgrund, weshalb ich mit der Anwendung von Digitoxin immer zurückhaltender geworden bin, vor allem bei Patienten, die noch zahlreiche weitere Medikamente erhalten. Demgegenüber scheinen mir die Verhältnisse bei Digoxin trotz der Abhängigkeit von der Nierenfunktion doch besser voraussehbar.

2. Resorptionsquote

Die prozentuale Resorption eines Glykosids wird im allgemeinen so bestimmt, daß man die für den gewünschten therapeutischen Effekt notwendige *intravenöse und orale Erhaltungsdosis* miteinander *vergleicht*. Ein solcher Vergleich verlangt stets die Therapie mit der einen oder anderen Applikationsart während mehreren Tagen. Das ist ein sehr zuverlässiges Verfahren, und daran hat sich auch nichts geändert.

Viele klinische Pharmakologen beschritten einen ganz ähnlichen Weg zur Bestimmung der prozentualen Resorption. Abb. 1 zeigt den Verlauf der Blutkonzentrationen, die Doherty mit intravenöser, intramuskulärer und oraler Verabreichung von markiertem Digoxin erhalten hat [10,12]. Im semilogarithmischen Maßstab verlaufen die Endstücke der Kurve parallel, d. h., die Halbwertzeiten sind gleich. In jedem Zeitpunkt weichen die Konzentrationen um den gleichen Bruchteil voneinander ab. Die Konzentrationen nach oraler Gabe der alkoholischen Digoxin-Lösung betragen 80% von denjenigen nach i.v. Gabe.

In den letzten Jahren ist es klargeworden, daß diese *Konzentrationsdifferenz der Blutspiegel kein exaktes Maß* der Resorption darstellt. Wenn man in Abb. 1 die vom Anfangsteil der Kurven begrenzten Flächen miteinander vergleicht, dann beträgt diejenige nach i.v. Injektion das Vielfache der Fläche nach oraler Applikation von Digoxin. Bei Annahme einer konzentrationsunabhängigen Digoxin-Clearance wird *in den ersten Stunden nach i.v. Injektion* von Digoxin bedeutend *mehr ausgeschieden* als nach oraler Verabreichung. Das trifft tatsächlich zu. Nach Angaben von Doherty [10] beträgt die kumulative Ausscheidung von markiertem Digoxin im Urin während 7 Tagen bei i.v. Applikation 74%, bei oraler Gabe nur 34% der Dosis.

Bei Glykosiden, die vorwiegend unverändert im Urin ausgeschieden werden, scheint es korrekt zu sein, die tatsächliche Resorption *aufgrund der durch die Nieren eliminierten*

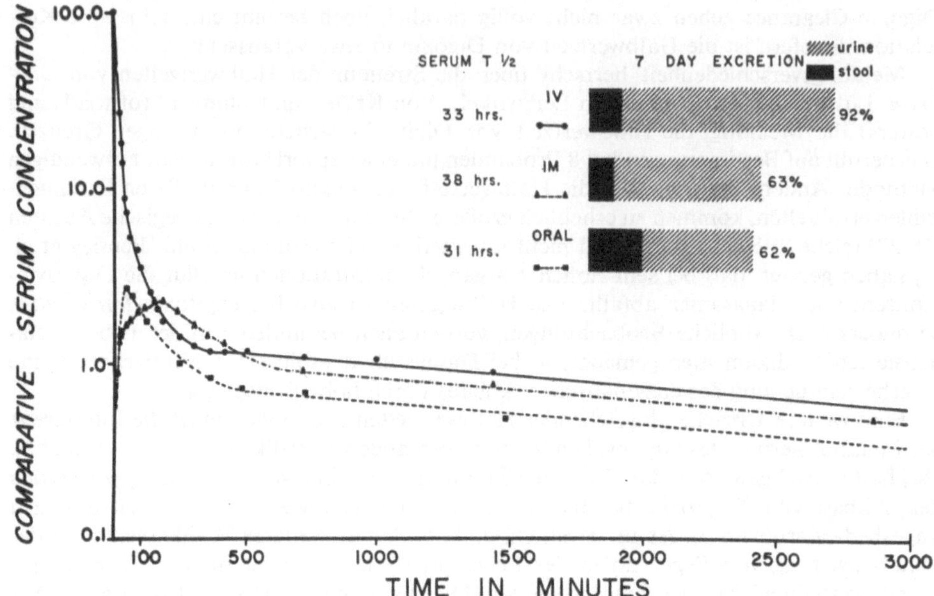

Abb. 1. Serumkonzentrationen von ^{3}H-Digoxin nach intravenöser, intramuskulärer und oraler Verabreichung von 1 mg im Vergleich mit der maximalen Konzentration sofort nach i.v.-Injektion (100,0%) (nach Doherty u. Perkins [11]; Seite 24, Fig. 4 aus: „Aktuelle Digitalisprobleme", Urban & Schwarzenberg, 1972)

Mengen zu bestimmen. Nach den obigen Angaben von Doherty ergäbe sich für Digoxin eine Resorption von 45%. Wirth et al. [32] fanden etwas geringere Unterschiede und ermittelten aufgrund der kumulativen Ausscheidung für Digoxin eine Resorption von 62% in den ersten 24 Stunden, von 70% in den ersten 96 Stunden.

Bei *metabolisierten* Glykosiden ist diese Methode nicht anwendbar. Die Gruppe von Rosén [3a,4,21] bestimmte mittels *Duodenalsondierung* die Glykosid-Konzentrationen in verschiedenen Abschnitten des Magen-Darm-Trakts und berechnete beim Menschen folgende Resorptionsquoten: Digitoxin 80%, β-Methyldigoxin 70%, Digoxin 45%, Lanatosid C 25%. Diese Zahlen waren bei den letzten 3 Glykosiden niedriger, als aufgrund der Ausscheidung im Urin erwartet wurde.

In der praktischen Therapie haben wir es nicht mit alkoholischen Testlösungen, sondern mit Tabletten verschiedener Hersteller zu tun. Die *Bioverfügbarkeit* und damit die Resorption des Glykosids wird dadurch nochmals verändert. Das therapeutische Dosisverhältnis zwischen i.v. und oraler Verabreichung hat sich nach den Wirkungen eines gegebenen Präparates zu richten. Es dürfte mit den im Blut erreichten Endkonzentrationen parallel gehen. Der Begriff Resorptionsquote ist dann allerdings mißverständlich. Man würde besser von „Wirksamkeitsquote" des oralen Präparates sprechen.

Fast alle gut resorbierten Herzglykoside zeigen eine hohe *initiale Spitze* der Blutkonzentrationen und erst nach 6 bis 8 Stunden einen einfachen exponentiellen Konzentrationsabfall. Die *Resorption erfolgt rascher als die Verteilung.* Das konnte für Digoxin, Digitoxin und β-Methyldigoxin gezeigt werden [4,10,12,19,31,32].

Eine Sonderstellung nimmt Lanatosid C ein. Der Konzentrationsanstieg im Blut erfolgt langsam und zweigipflig [6]. Im Dünndarm werden 25% resorbiert. Die aufgrund von Bilanzstudien berechnete Resorption beträgt jedoch 60% [3a,32]. Das ist bedeutend mehr, als der Wirksamkeitsquote entspricht. Es wird eine bakterielle Spaltung von Lanatosid C im Dickdarm und damit eine erhebliche *Nachresorption* von markiertem Material vermutet. Das Spaltprodukt hätte keine oder geringe biologische Aktivität [22]. Blutkonzentrationsbestimmungen von markiertem Lanatosid C nach oraler Applikation sind mit Vorsicht zu interpretieren.

Die Resorption von Digoxin kann durch verschiedene Maßnahmen *verzögert* werden. White et al. [31] verglichen den Ablauf der Blutkonzentration bei oraler Digoxin-Verabreichung nüchtern und *nach einer Mahlzeit*. Im zweiten Fall steigt die Konzentration langsamer an und erreicht eine niedrigere Spitze, die Endkonzentration ist jedoch dieselbe. Ganz ähnliche Kurvenpaare wurden erhalten, wenn ein Herzpatient Digoxin zuerst im Stadium der *Rechtsinsuffizienz* und später nach Rekompensation erhielt [20]. Der Effekt der Herzinsuffizienz bzw. einer Mahlzeit kann auch durch die Gabe eines Adsorbens oder eines Mittels, welches die Darmmotilität beeinflußt (Metoclopramid), oder von Neomycin imitiert werden. Mit diesen Maßnahmen wird allerdings auch die Endkonzentration im Blut niedriger, ähnlich wie bei einem Medikament mit schlechter Bioverfügbarkeit. Mit anderen Worten, die gleichzeitige Gabe dieser Medikamente verringert nicht nur die absolute Resorption, sondern vermindert auch die Wirksamkeit einer Digoxin-Dosis.

Solange eine identische Endkonzentration erreicht wird — was ja in die Dosierungsrichtlinien eingeht —, kann man sich fragen, *ob die rasche Resorption besser sei als die langsame*. Wer mit der oralen Digitalis-Therapie einen Soforteffekt wünscht (etwa bei einer paroxysmalen Tachykardie), muß einem Präparat mit möglichst rascher Resorption und hoher Konzentrationsspitze den Vorzug geben. Wer hingegen stetige Blutkonzentrationen im Rahmen einer Langzeitbehandlung anstrebt — und das ist bei der Glykosid-Therapie die Regel — wird an der langsamen Resorption zum mindesten nichts Nachteiliges finden. Falls es zutrifft, daß hohe Konzentrationsspitzen Nebenwirkungen verursachen (Nausea, Rhythmusstörungen), dann wäre bei Langzeitbehandlung die langsame Resorption günstiger. Darüber liegen aber kaum verläßliche Unterlagen vor. Voraussetzung ist natürlich, daß die langsame Resorption ebenso zuverlässig erfolgt und durch eine unterschiedliche Darmfunktion nicht in stärkerem Maße beeinflußt wird.

3. Vollwirkdosis und Vollwirkspiegel

Die beiden Begriffe meinen dasselbe, nämlich diejenige Menge eines Glykosids, die bei theoretischer momentaner Einverleibung die volle therapeutische Wirkung erzielen würde und gleichzeitig eine Maßzahl für die volle Wirksamkeit einer Erhaltungsbehandlung darstellt. Diese Maßzahl ist, obschon sie die Dimension einer Menge hat, *eine Abstraktion*. Augsberger [3] hat das sehr deutlich ausgesprochen. Die bei voller therapeutischer Wirkung im Organismus enthaltene Glykosidmenge kann nur aufgrund von Bilanzen ermittelt werden. Der *Körper-Pool* von Digitoxin wird bei einer oralen Erhaltungsdosis von 0,1 mg täglich auf etwa 1 mg geschätzt [18], derjenige von Digoxin — allerdings bei oraler Erhaltungsdosis von 0,5 mg in alkoholischer Lösung — ebenfalls auf etwa 1 mg [19]. Wenn man berücksichtigt, daß bei Digitoxin eine eher niedrige, bei Digoxin eine eher hohe Tagesdosis zugrundelag, dann dürfte der Körper-Pool von Digitoxin bei durchschnittlicher Vollwirkung größer sein als derjenige von Digoxin.

Bei der Besprechung der Vollwirkdosis können wir dem Problem des *Verteilungsvolumens* nicht ausweichen. Bereits bei der Resorption von Digoxin wurde bemerkt, daß *nach i.v. Injektion* wahrscheinlich ein großer Teil des Glykosids *rasch im Harn ausgeschieden* wird und mit in das Verteilungsvolumen eingeht. Dafür sprechen folgende Beobachtungen:

a) Nach Angaben von Doherty [10] beträgt die kumulative Ausscheidung von markiertem Digoxin im Urin bei i.v. Applikation mehr als das Doppelte als bei oraler Verabreichung der gleichen Dosis. Die Endkonzentration im Blut liegt bei oraler Applikation jedoch nur um 20% niedriger als bei i.v. Injektion.

b) Wenn man bei einem Patienten mit *Urämie* Digoxin intravenös injiziert, dann wird nicht nur die *Halbwertszeit* bedeutend *länger* (als Folge der verzögerten Ausscheidung), sondern die Blutkonzentration nach Abschluß der Verteilung beträgt das Vielfache derjenigen des Nierengesunden [13]. Das sog. *Verteilungsvolumen* wird damit auf einen Bruchteil der Norm *vermindert*. Es wäre darüber nachzudenken, ob nicht die in der Verteilungsphase produzierte Primärharnmenge im sog. Verteilungsvolumen enthalten ist, sofern es sich um harnfähige Pharmaka handelt.

c) Herr Benthe hat heute gezeigt, daß bei der Katze die i.v. Injektion von β-Methyldigoxin höhere Endkonzentrationen im Blut bewirkt als die gleiche Dosis Digoxin, ein ähnlicher Effekt wie die Digoxin-Injektion beim urämischen Menschen. Entsprechende Untersuchungen mit Methyldigoxin am Menschen hatten unterschiedliche Ergebnisse, wie wir heute von Herrn Larbig hörten.

Die relativ hohen Blutkonzentrationen von β-Methyldigoxin bei der Katze sind vielleicht durch tubuläre Rückresorption dieses Glykosids zu erklären.

Bis vor kurzem teilte ich die allgemeine Auffassung, die i.v. Injektion eines Medikaments sei die sicherste Form der Einverleibung. Für Medikamente, die zum großen Teil unverändert im Urin ausgeschieden werden, trifft das wahrscheinlich nicht zu. Digoxin z. B. ist zu einem erheblichen Teil wieder renal eliminiert, bevor es zur vollen Wirkung kommt. Bei oraler Applikation ist dieser Verlust geringer, sofern die Resorption gut und konstant ist. Aufgrund dieser Verhältnisse errechnet sich, daß die durch Vergleich oraler und intravenöser Applikation ermittelte Resorption zu günstige Werte ergibt, d. h. daß die Resorption in Wirklichkeit geringer ist als im allgemeinen aufgrund der Endkonzentrationen angegeben wird.

Darf ich diese Zusammenhänge mit einem Bild illustrieren: Wenn ein flaches Gefäß mit einem dünnen Wasserstrahl gefüllt wird, benötigt man weniger Wasser, als wenn die Füllung mit einem Schlauch unter hohem Druck geschieht, wobei ständig schon Wasser überfließt. Zum Schluß noch ein persönliches Bekenntnis: Wenn ich gefragt werde, ob ich mich mehr nach den empirischen Daten im Sinne von Augsberger oder nach den komplizierten Daten der klinischen Pharmakologie richte, dann würde ich für die Therapie der klinischen Empirie den Vorzug geben.

Zusammenfassung

Zusammenfassend sind aufgrund der neueren Erkenntnisse an den Augsbergerschen Kenndaten folgende Ergänzungen und Korrekturen anzubringen:

1. Zwischen der Abklinggeschwindigkeit der Wirkung und der Eliminationsgeschwindigkeit der verschiedenen Herzglykoside besteht eine gute Korrelation. Bei Digoxin und Lanatosid C scheint jedoch die Blutkonzentration rascher abzufallen als die Wirkung. Dasselbe dürfte für die Azetyl- und Methylderivate von Digoxin zutreffen. Bei Digitoxin ist der Unterschied zwischen den beiden Halbwertzeiten weniger auffällig.

2. Die Eliminationsgeschwindigkeit und damit auch die Abklinggeschwindigkeit der Wirkung variiert bei Digoxin erheblich. Bei Digitoxin ist die Variation der Halbwertzeit Gegenstand der Kontroverse. Die Metabolisierung von Digitoxin wird von so vielen Faktoren bestimmt, daß auch hier eine große Variation wahrscheinlich erscheint.

3. Die große Variation der Erhaltungsdosis der verschiedenen Herzglykoside ist z. T. eine Funktion der Variation der Halbwertzeit. Bei Digoxin und anderen renal eliminierten Medikamenten wird die Erhaltungsdosis vor allem von der Nierenfunktion bestimmt. Es besteht eine lockere Beziehung zwischen der Kreatinin-Clearance und der Erhaltungsdosis dieser Glykoside. Bei Digitoxin sind die Verhältnisse weniger gut voraussehbar und schwieriger zu steuern.

4. Patienten mit Niereninsuffizienz benötigen auch eine niedrigere Initialdosis (sog. Sättigungsdosis) von Digoxin und ähnlichen Glykosiden.

5. Die Resorption von Digitoxin, Digoxin und Digoxin-Derivaten eilt der Verteilung voraus. Die 15 bis 60 Min. nach der Einnahme erreichte Konzentrationsspitze könnte für unerwünschte Nebenwirkungen der Herzglykoside verantwortlich sein.

6. Der Körper-Pool der Herzglykoside bei voller therapeutischer Wirkung entspricht nicht der sog. Vollwirkdosis. Er scheint vor allem bei Digoxin bedeutend kleiner zu sein.

7. An den Grundregeln der Dosierung hat sich nichts geändert. Die Erkenntnisse der klinischen Pharmakologie entbinden den Arzt nicht von der Aufgabe, im Einzelfall die Dosis der Wirkung anzupassen.

Summary

The quantitative characteristics of heart glycosides as stated by Augsberger in 1954 have to be completed or corrected in the light of recent advances in clinical pharmacology.

1. There is a good correlation between the decay rate of pharmacodynamic effects and the elimination rate of the various heart glycosides. However, in the case of digoxin, lanatoside C and presumably the acetyl and methyl derivatives of digoxin, the slope of blood concentration is somewhat steeper than that of therapeutic effects. In the case of digitoxin, the difference between the half time of blood concentration and of effect is less striking.

2. The elimination rate and therefore the decay rate of therapeutic effects of digoxin varies considerably. The variation of the respective rates of digitoxin is controversial. Metabolization of digitoxin is determined by numerous factors suggesting a large variation of elimination rate.

3. The variation of the daily maintenance dose of a given heart glycoside is in part a consequence of the variation of biological half time. The maintenance dose of digoxin and other glycosides with prevailing renal excretion is mainly determined by kidney function. There is a rough correlation between creatinine clearance and maintenance dose of such glycosides. The fate of digitoxin in a individual case is less predictable, particularly in patients receiving numerous drugs interfering with the metabolism of this glycoside.

4. Renal failure not only reduces the maintenance dose, but also the initial dose or loading dose of digoxin and similiarly behaving glycosides.

5. The absorption of digitoxin, digoxin and derivatives of digoxin preceeds the body distribution of these glycosides. The blood concentration peak is reached 15 to 60 min. after injection. It may be responsible for some undesired side effects of rapidly absorbed glycosides.

6. The body pool of a given heart glycoside at full therapeutic efficacity is not identical with the socalled full effective dose (Vollwirkdosis) as estimated by the maintenance dose and the daily decay rate of therapeutic effects. The „Vollwirkdosis" has been said to be about 2 mgs. in every digitalis glycoside, but not in other glycosides as ouabain. How-

ever, the body pool of digoxin at full therapeutic efficacity is in the range of 1 mg., that of digitoxin between 1 and 2 mgs.

7. The general rules of dosage of heart glycosides have not changed. The advances of clinical pharmacology do not dispense the physician from adjusting the dose to the effects in every individual case.

Literatur

1. Arnold, K., Gerber, N.: The rate of decline of diphenylhydantoin in human plasma. Clin. Pharmacol. Ther. **11**, 121—134 (1970)
2. Augsberger, A.: Quantitatives zur Therapie mit Herzglykosiden. I. Mitteilung: Die Variabilität von Glykosidbedarf und -toleranz. Med. Welt **20**, 1471—1475 (1951)
3. Augsberger, A.: Quantitatives zur Therapie mit Herzglykosiden. II. Mitteilung: Kumulation und Abklingen der Wirkung. Klin. Wschr. **32**, 945—951 (1954)
3a. Beerman, B.: Pharmaco-kinetics of lanatosid C and methyl-digoxin. International symposium on digitalis, Oslo, Feb. 22.—23., 1973
4. Beermann, B., Hellström, K., Rosén, A.: Fate of orally administrated ^{3}H-digitoxin in man with special reference to the absorption. Circulation **43**, 852—861 (1971)
5. Bentley, J. D., Burnett, G. H., Conklin, R. L., Wasserburger, R. H.: Clinical application of serum digitoxin levels: a simplified plasma determination. Circulation **41**, 67—75 (1970)
6. Blankart, R., Preisig, R.: Pharmakokinetische Grundlagen der Digitalis-Dosierung: eine Studie an Probanden. Schweiz. med. Wschr. **100**, 2163—2164 (1970)
7. Blumberger, Kj.: Die Untersuchung der Dynamik des Herzens beim Menschen. Ihre Anwendung als Herzleistungsprüfung. Ergebn. inn. Med. Kinderheilk. **62**, 424—531 (1942)
8. Blumberger, Kj.: Prüfung der Herzglykoside mit Untersuchung der Herzdynamik. In: Greeff, K. (Ed.): Probleme der klinischen Prüfung herzwirksamer Glykoside, pp. 88—92 Darmstadt: Steinkopff, 1968
9. Chahine, R., Cohen, M. V., Klein, M. D., Gorlin, R.: The effect of acetyl strophanthidin on systolic time intervals. Clin. Res. **20**, 366 (1972)
10. Doherty, J. E.: The absorption (resorption), enterohepatic recycling, and excretion of tritiated digoxin: pharmacokinetics and clinical implications. In: Schröder, R., Greeff, K.: Aktuelle Digitalisprobleme, p. 21, München–Berlin–Wien: Urban & Schwarzenberg 1972
11. Doherty, J. E., Perkins, W. H.: Studies with tritiated digoxin in human subjects after intravenous administration. Amer. Heart J. **63**, 528—536 (1962)
12. Doherty, J. E., Perkins, W. H.: Studies following intramuscular tritiated digoxin in human subjects. Amer. J. Cardiol. **15**, 170—174 (1965)
13. Doherty, J. E., Perkins, W. H., Wilson, M. C.: Studies with tritiated digoxin in renal failure. Amer. J. Med. **37**, 536—544 (1964)
14. Ewy, G. A., Kapadia, G. G., Yao, L., Lullin, M., Marcus, F. I.: Digoxin metabolism in the elderly. Circulation **39**, 449—453 (1969)
15. Gold, H., Modell, W., Kwit, N. T., Shane, S. J., Dayrit, C., Kramer, M. L., Zahm, W., Otto, H. L.: Comparison of ouabain with strophanthidin-3-acetate by intravenous injection in man. J. Pharmacol. exp. Ther. **94**, 39 (1948)
16. Gyerdrum, K.: Serum levels of digitoxin and its cardio-active metabolites in normal man. International symposium on digitalis, Oslo, Feb. 22.—23., 1973
17. Kaufmann, G.: Digitalisbedingte Arrhythmien und Diphenylhydantoin, p. 45, Bern–Stuttgart–Wien: Huber, 1972
18. Lukas, D. S.: Of toads and flowers. Circulation **46**, 1—4 (1972)
19. Marcus, F. I., Burkhalter, L., Cuccia, C., Pavlovich, J., Kapadia, G. G.: Administration of tritiated digoxin with and without a loading dose: a metabolic study. Circulation **34**, 865—874 (1966)
20. Oliver, G. C.: The influence of congestive heart failure on digoxin blood levels. International symposium on digitalis, Oslo, Feb. 22.—23., 1973
21. Rosén, A.: The entero-hepatic circulation of digitalis glycosides — with special reference to digitoxin and digoxin. International symposium on digitalis, Oslo, Feb. 22.—23., 1973

22. Schaumann, W.: Diskussionsbemerkung. International symposium on digitalis, Oslo, Feb. 22.—23., 1973
23. Selden, R., Klein, M. D., Smith, T. W.: Plasma concentration and urinary excretion kinetics of acetyl strophanthidin. Circulation **47**, 744—751 (1973)
24. Selden, R., Smith, T. W.: Ouabain pharmacokinetics in dog and man: determination by radioimmunoassay. Circulation **45**, 1176—1182 (1972)
25. Shapiro, W., Narahara, K., Taubert, K.: Relationship of plasma digitoxin and digoxin to cardiac response following intravenous digitalization in man. Circulation **42**, 1065—1072 (1970)
26. Solomon, H. M., Abrams, W. B.: Interactions between digitoxin and other drugs in man. Amer. Heart J. **83**, 277 (1972)
27. Storstein, O.: Digitoxin. International symposium on digitalis, Oslo, Feb. 22.—23., 1973
28. Storz, H.: Zur Methodik der Bestimmung quantitativer Größen der Glykosidwirkung. In: Greeff, K. (Ed.): Probleme der klinischen Prüfung herzwirksamer Glykoside, p. 118. Darmstadt: Steinkopff, 1968
29. Weissler, A. M., Harris, W. S., Schönfeld, C. D.: Systolic time intervals in heart failure in man. Circulation **37**, 149—159 (1968)
30. Weissler, A. M., Snyder, J. R., Schoenfeld, D. C., Cohen, S.: Assay of digitalis glycosides in man. Amer. J. Cardiol. **17**, 768 (1966)
31. White, R. J., Chamberlain, D. A., Howard, M., Smith, T. W.: Plasma concentration of digoxin after oral administration in the fasting and postprandial state. Brit. med. J. **I**, 380—381 (1971)
32. Wirth, K., Bodem, G., Dengler, H. J.: Resorption, Ausscheidung und Stoffwechsel von Digoxin und digoxinverwandten Verbindungen. In: Schröder, R., Greeff, K. (Ed.): Aktuelle Digitalisprobleme, p. 51. München–Berlin–Wien: Urban & Schwarzenberg, 1972

Diskussion

Wert der empirisch gewonnenen Kenndaten der Herzglykoside und erforderliche Korrekturen

Jahrmärker: Es ist eine praktisch außerordentlich wichtige Frage, ob die empirischen Kenndaten der verschiedenen Herzglykoside, wie sie von und nach Augsberger aufgestellt wurden, wie sie in allen Lehrbüchern stehen und wie sie sich als durchaus zweckmäßig erwiesen haben — ich erinnere an den Begriff der täglichen Abklingquote —, wieweit diese Kenndaten auch nach heutiger Kenntnis als zutreffend anzusehen sind oder welche Korrekturen angebracht werden müssen. Es ist ja das Ziel dieser Arbeitstagung, die Verbindung zwischen Grundlagenforschung und Empirie, zwischen dem Pharmakologen und dem Kliniker zu vertiefen. Herr Kaufmann hat eine Schlußbemerkung gemacht, nach der er der klinischen Empirie alsdem Über-alles-Ergebnis der Einzelvorgänge nach wie vor die Priorität zuerkennt gegenüber den Daten der klinischen Pharmakologie. Offenbar sind die in der klinischen Pharmakologie wirksamen Einzelfaktoren so zahlreich, daß sich das Endergebnis schwer vorausberechnen läßt, am ehesten noch bei Einschränkungen der Nierenfunktion. Darf ich fragen, ob der Pharmakologe dieser Schlußbemerkung zustimmt?

Benthe: Mit Sicherheit! Ich glaube, dem wird jeder zustimmen.

Jahrmärker: Im wesentlichen hat sich, wie aus dem Referat hervorging, die klinische Empirie bestätigt, bzw. die Befunde der klinischen Pharmakologie sind kompatibel mit den herkömmlichen Kenndaten. Darf ich Herrn Kaufmann bitten, dasjenige was abweicht oder gegenüber früher korrigiert werden muß, noch einmal zu präzisieren?

Kaufmann: Von den Ergänzungen und Korrekturen erscheinen mir folgende von besonderer praktischer Bedeutung:
1. Auch bei oraler Behandlung mit Herzglykosiden werden recht *hohe Konzentrationsspitzen im Blut* erreicht. Es ist schwer zu belegen, daß diese Spitzenkonzentrationen für einen Teil der Nebenwirkungen verantwortlich sind. Aber es gibt Patienten, die spontan über *Herzklopfen, Herzstolpern* oder Brechreiz ca. *1 Stunde* nach der Einnahme von Digoxin oder anderen Glyko-

siden klagen, Symptome, die dann wieder abklingen und mit der *Hälftung der Tagesdosis* in 2 Einzelgaben (wie das häufig üblich ist) ganz *verschwinden*. Diese Art Nebenwirkungen entsprechen wohl denjenigen, die innerhalb der ersten Stunde nach einer *i.v. Injektion* von Strophanthin oder anderen Glykosiden auftreten.

2. Ich glaube, das Wichtigste ist die Erkenntnis, daß die ursprüngliche These, ich möchte fast sagen die Doktrin, die Halbwertzeit bzw. die *Abklinggeschwindigkeit sei eine Konstante,* die jedes Glykosid typisch charakterisiere, daß das doch ein Traum gewesen ist, der ausgeträumt ist. Ich will nicht behaupten, daß Tabellen wie diejenigen von Krautwald, in denen Berechnungen der Wirkspiegel angestellt werden, wertlos seien; solche Tabellen geben gewisse Anhaltspunkte für das, was man im Mittel zu erwarten hat. Man darf das aber nicht mit mathematischer Genauigkeit verwechseln.

Jahrmärker: Bei Tabellen über Abklingquoten usw. müssen wir also vom statistischen Mittelwert sprechen und die breite individuelle Streuung viel mehr als bisher betonen und berücksichtigen.

Vollwirkdosis und Substanzmenge im Organismus

Jahrmärker: Soll man den Begriff des Vollwirkspiegels oder der Vollwirkdosis überhaupt beibehalten?

Greeff: Ich halte ihn z. Z. für unentbehrlich.

Kramer: Gegen den Begriff der Vollwirkdosis bestehen m.E. wenig Bedenken, da nierengesunden und anurischen Patienten dieselbe Glykosidmenge zur Aufsättigung verabreicht werden muß.

Jahrmärker: Immerhin hat Herr Kaufmann gezeigt und dabei Doherty zitiert, daß bei Urämie mit einer Verkleinerung des Verteilungsvolumens für Digoxin zu rechnen ist und daß dies durch den Wegfall der initialen Glykosidausscheidung in den Urin erklärt werden kann. — Herr Kaufmann, Sie geben als Vollwirkdosis für Digoxin 1 mg an, während früher meist 2 mg angenommen wurden?

Kaufmann: 2 mg ist der Wert des *Vollwirkspiegels* oder der *Vollwirkdosis,* der für alle Digitalis-Glykoside im engeren Sinn angenommen wird. Es ist eine virtuelle Größe, berechnet aus der Abklingquote der Wirkung (bei tachykardem Vorhofflimmern) und aus der empirisch ermittelten täglichen i.v. Erhaltungsdosis. Der tatsächliche *Körper-Pool* wurde aus der *kumulativen Retention* eines Glykosids (Zufuhr weniger Ausscheidung) berechnet. Die Schätzung von rund 1 mg für Digoxin und Digitoxin geht auf *Markus* et al. [19] und *Lukas* [18] zurück.

Greeff: Wie wird die Gesamtglykosidmenge im Organismus berechnet?

Kaufmann: Marcus et al. [19] gaben markiertes Digoxin oral während 7 bis 14 Tagen. Sie bestimmten die tägliche Ausscheidung im Urin und im Stuhl bei 2 Gruppen von normalen Probanden. Die einen erhielten von Anfang an die gleiche Tagesdosis von 0,5 mg Digoxin, die anderen erhielten am ersten Tag eine Sättigungsdosis von 1,0 mg und 2 weitere Gaben von 0,5 mg in Abständen von 6 h, also total 2 mg in den ersten 24 h. Die erste Gruppe zeigte eine kumulative Retention von Digoxin und seiner Metaboliten von 1,01 ± 0,22 mg in 7 Tagen, die zweite Gruppe von 1,38 ± 0,34 mg. Der Unterschied ist nicht signifikant. Die Gruppe ohne Sättigungsdosis zeigte vom 6. Tag an stabile Blutkonzentrationen. Die Gruppe mit Sättigungsdosis zeigte in den ersten Tagen überschießende Blutkonzentrationen.

Jahrmärker: Hinsichtlich der Vollwirkdosis scheinen doch noch gewisse Differenzen zu bestehen. Für eine Schnellsättigung wäre das aber wichtig zu wissen.

Kaufmann: Folgendes Problem taucht hier auf. Wenn die Halbwertzeiten von Wirkung und Ausscheidung *nicht* übereinstimmen (und bei Digoxin und ähnlichen Glykosiden scheint eine solche Diskrepanz vorzuliegen), dann können auch die rechnerisch ermittelte sog. Vollwirkdosis

(2 mg bei Digoxin) und die theoretische einmalige Sättigungsdosis nicht übereinstimmen. Der Begriff der Vollwirkdosis wird dann zweideutig. Tatsächlich fanden Marcus et al. [19] 6 h nach der einmaligen oralen Verabreichung von 1 mg markierten Digoxins einen Blutspiegel, der nahezu demjenigen bei einer Erhaltungsbehandlung mit 0,5 mg Digoxin täglich entsprach. Das Verhältnis zwischen einmaliger Sättigungsdosis und Erhaltungsdosis liegt — jedenfalls bei gesunden Probanden — zwischen 2 : 1 und 3 : 1 und nicht, wie wir bisher annahmen, bei 5 : 1. Die einmalige Sättigungsdosis liegt demnach näher beim retinierten Körper-Pool (ca. 1 mg Digoxin) als beim errechneten Vollwirkspiegel. — Ich selbst bin von der raschen Sättigung mit Digoxin oder ähnlichen Glykosiden abgekommen, aber vielleicht sind viele Fälle von Digoxin-Überdosierung oder -Unverträglichkeit durch eine zu hohe Sättigungsdosis bedingt. Auch wenn wir in der Praxis kaum je auf einmal sättigen, so sollten wir die Sättigungsdosis doch kennen. Wenn sie beim Nierengesunden in der Größenordnung von 1 mg liegt, dann ist sie beim Urämiker noch bedeutend niedriger, vorausgesetzt, die Befunde von Doherty et al. [13] bei Niereninsuffizienz werden bestätigt. Jedenfalls würde ich zur Vorsicht mit hohen Sättigungsdosen raten. — Daraus ergäbe sich eine weitere, nicht unwichtige Korrektur der alten Kenndaten: Eine Diskrepanz zwischen Halbwertzeit der Wirkung und Halbwertzeit im Blut ist für die Ermittlung der Sättigungsdosis von erheblicher praktischer Bedeutung.

Abklinggeschwindigkeit im Blut und Abklingen der Wirkung

Greeff: Herr Kaufmann, ist denn die Abklinggeschwindigkeit im Blut wirklich repräsentativ für die Abklinggeschwindigkeit im gesamten Organismus? Oder gibt es nicht doch Depots von Glykosiden in einzelnen Organen? Die lange Halbwertzeit für Strophanthin (ca. 50 Std.), die wir an der Urinausscheidung bestimmten und die zu herkömmlichen klinischen Angaben in Widerspruch steht, ist doch auffallend.

Kaufmann: Der von Ihnen gefundene Wert für Strophanthin würde zu den Wirkungsanalysen von k-Strophanthin durch Storz passen. Beim Digitoxin werden sog. tiefe Kompartimente angenommen [Okita et al., J. Pharm. exp. Ther. **113**, 376 (1955)], aus denen sehr verzögert noch Glykosid frei wird. Beim Digoxin stimmen die Halbwertzeiten in Blut und Urin überein (Marcus et al. [19]).

Kramer: Es steht nach meiner Meinung außer Zweifel, daß bei denjenigen Glykosiden, die eine hohe renale Clearance haben, eine Dissoziation zwischen Serumhalbwertzeit und Wirkungshalbwertzeit auftritt. Diese Glykoside haben schlechtere Diffusionseigenschaften und werden rascher ausgeschieden als aus dem Gewebe freigegeben, so daß der Blutspiegel schnell absinkt. Damit entsteht eine Dissoziation zwischen Serumgehalt und Myokardgehalt und ggf. auch der am spezifischen Rezeptor verfügbaren Glykosidmenge. In diesem Fall ist die Halbwertzeit im Serum kürzer als die Halbwertzeit der klinischen Wirkung.

H. Lydtin

Interaktion zwischen Herzglykosiden, β-Rezeptorenblockern und anderen Arzneimitteln

Der Begriff der Arzneimittelinteraktion kann unterschiedlich definiert werden. Eine Interaktion zwischen Herzglykosiden und anderen Pharmaka ist grundsätzlich auf dreierlei Weise möglich:

1. Interaktion am Zielort der Glykoside, d. h. an der Herzmuskelzelle bzw. ihrem kontraktilen Apparat: durch eine mehr oder weniger spezifische Interaktion können zahlreiche Pharmaka die positiv inotrope Wirkung und/oder die elektrophysiologischen Effekte eines Herzglykosides modifizieren.

2. Interaktion bei Absorption, Verteilung, Bindung an Plasmaeiweißkörper, Stoffwechsel und Ausscheidung der Herzglykoside. Hierbei handelt es sich um eine Interaktion im Bereich der Pharmakokinetik.

3. Eine indirekte bzw. sekundäre Interaktion von Arzneimitteln und Herzglykosiden kann unter Zwischenschaltung des Elektrolytstoffwechsels erfolgen.

Das mir gestellte Thema umfaßt demnach einen sehr weiten Problemkreis, der im Rahmen eines kurzen Referates nicht erschöpfend behandelt werden kann. Am Beispiel der Interaktion zwischen Herzglykosiden und β-Rezeptorenblockern soll deshalb beispielhaft eine Reihe von praktisch wichtigen Aspekten dargestellt werden. In einer schon längere Zeit zurückliegenden Studie ging unsere Arbeitsgruppe von der Fragestellung aus, ob sich am gesunden menschlichen Herzen durch Gabe des β-Rezeptorenblockers Propranolol kardiale Wirkungen hervorrufen und durch indirekte Methoden nachweisen lassen, die durch anschließende Gabe eines Herzglykosides wieder aufgehoben werden.

Zur Methodik

Durch synchrone Registrierung des Elektrokardiogramms, des Ballistokardiogramms und des Carotispulses zusammen mit dem Phonokardiogramm wurden mechanokardiographische Parameter für die Geschwindigkeit des linksventrikulären Druckanstieges in der isometrischen Kontraktionsphase sowie für die Faserverkürzungsgeschwindigkeit in der initialen Auswurfphase ermittelt. QA entspricht dem Zeitintervall vom Beginn der elektrischen Kammererregung bis zum Beginn des Steilanstieges im Carotispuls, QH dem Zeitintervall vom Beginn der elektrischen Kammererregung bis zum Punkt H im ultraniederfrequenten Ballistokardiogramm. Der Steigungswinkel des HI-Segmentes im ultraniederfrequenten Ballistokardiogramm gibt ein Maß für die initiale Geschwindigkeit der Blutverlagerung in der frühen Auswurfphase, und damit für die Faserverkürzungsgeschwindigkeit. Einzelheiten der Methodik und eine Methodenkritik finden sich in den Publikationen [13, 14, 15].

Wir haben diese Methoden bevorzugt, da sie gegenüber einem invasiven Vorgehen den Vorteil der Ungefährlichkeit und damit der Wiederholbarkeit am gleichen Probanden und der stabilen vegetativen Ausgangslage (hoher vagaler Ruheantrieb) bieten.

Abb. 1 zeigt die Änderung des Winkels α (Steilheit des HI-Segments im ultraniederfrequenten Ballistokardiogramm). Sofort nach der Injektion von 5 mg Propranolol nimmt

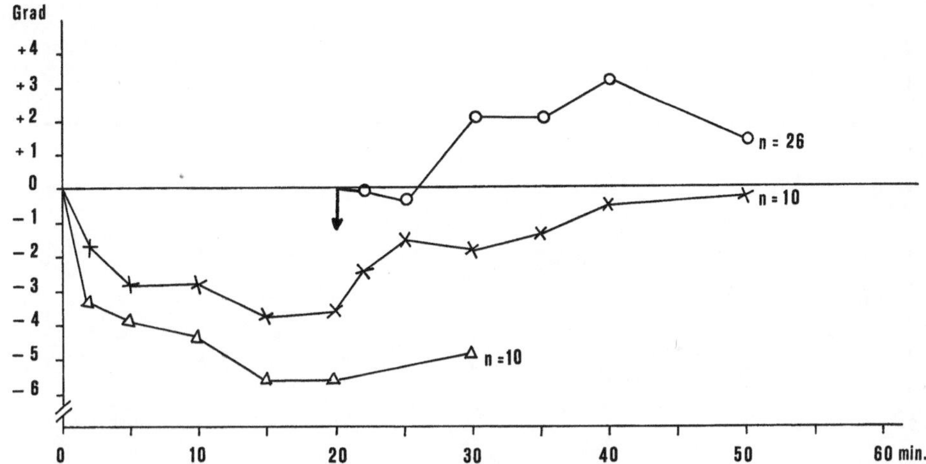

Abb. 1. Änderung des Winkels „α" nach Injektion von Propranolol (△ ——— △) und von Lanatosid C nach vorheriger Gabe von Propranolol (× ——— ×); zum Vergleich die Wirkung von Lanatosid C ohne Vorbehandlung mit Propranolol (aus [14] ○ ——— ○). Injektion von Lanatosid C (↓). Näheres s. Text

der Winkel ab, d. h., das HI-Segment wird flacher. Während es ohne darauffolgende Gabe von 0,8 mg Lanatosid C nur zu einer geringfügigen, statistisch nicht signifikanten Änderung des Winkels vom 20- zum 30-Minuten-Wert kommt, bewirkt Lanatosid C nach Propranolol eine deutliche Zunahme des Winkels α, die 15 Min. nach der Injektion statistisch signifikant wird ($p < 0,01$). Berechnet man die Änderung gegen den Wert 20 Min. nach Gabe des β-Blockers, wird ein Vergleich mit den Ergebnissen einer zweiten Studie mit gleicher Auswertungstechnik über die alleinige Wirkung von Lanatosid C auf das unbehandelte Herz des Gesunden möglich. Dabei ließ sich zeigen, daß die β-Blockade keinen statistisch zu sichernden Einfluß auf die Wirkung der Lanatosid-C-Gabe hat; die Zunahme der Steilheit des HI-Segmentes im Ballistokardiogramm wird durch eine vorhergehende Verabreichung von Propranolol nicht statistisch signifikant verändert. Abb. 2 zeigt die Änderung der QH-Zeit nach Injektion von Propranolol und von Lanatosid C nach vorheriger Gabe von Propranolol. Auch hier läßt sich zeigen, daß die zusätzliche Gabe von Lanatosid C bereits nach 10 Min. eine Verkürzung der QH-Zeit induziert, während in den Propranololversuchen ohne darauffolgende Lanatosid-C-Gabe am gleichen Probanden in dem entsprechenden Zeitintervall keine statistisch signifikante Änderung zu beobachten ist. Beim Vergleich mit Versuchen, in denen nur Lanatosid C gegeben wurde, läßt sich auch für die QH-Zeit kein signifikanter Einfluß der β-Blockade auf den verkürzenden Effekt des Lanatosids C nachweisen. Wurde die Anspannungszeit aus dem Carotispuls und dem synchron registrierten Elektrokardiogramm gewonnen, so ergaben sich im wesentlichen zu dem Verhalten der QH-Zeit gleichsinnige Veränderungen.

Abb. 3 zeigt, daß nach Propranololgabe in beiden Versuchsreihen die Herzfrequenz etwa 2 Min. nach der Injektion um 6 bis 7 Schläge fällt ($p < 0,01$). Nach der Injektion von Lanatosid C kommt es nur noch zu einer geringfügigen weiteren Abnahme der Herzfrequenz um etwa 2 Schläge/Min. im Mittel. Der Frequenzabfall nach Lanatosid C ist mit 2 bis 3 Schlägen/Min. nach vorausgegangener β-Blockade nur halb so groß wie nach alleiniger Verabreichung von Lanatosid C (niedrigere Ausgangswerte!).

Nach der Injektion von Propranolol kommt es regelmäßig zu einem signifikanten Abfall des systolischen Blutdruckes um 9 bis 10 mm Hg. Die Gabe von Lanatosid C

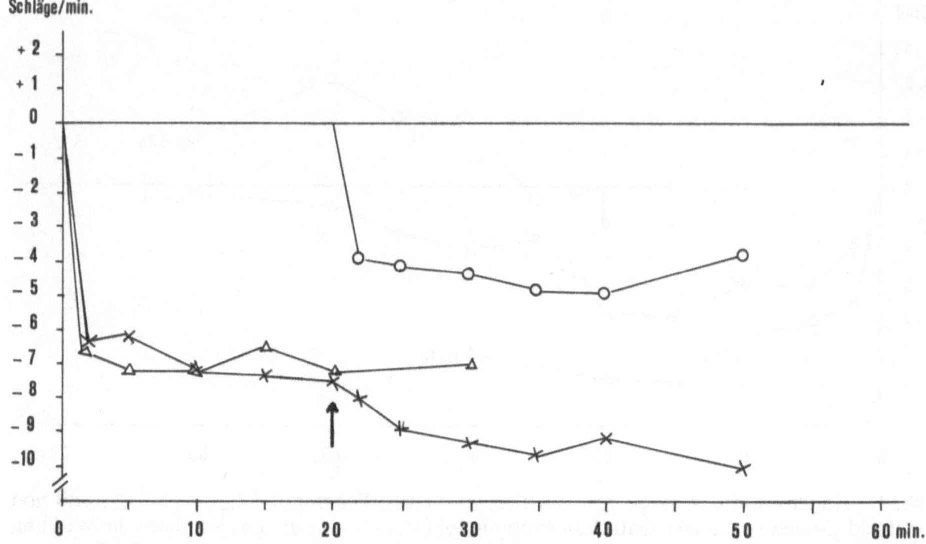

Abb. 2.   Änderung der „QH-Zeit" nach Injektion von Propranolol (△ ———— △) und von Lanatosid C nach vorheriger Gabe von Propranolol (× ———— ×); zum Vergleich die Wirkung von Lanatosid C ohne Vorbehandlung mit Propranolol (aus [14] ○ ———— ○). Injektion von Lanatosid C (↑). Näheres s. Text

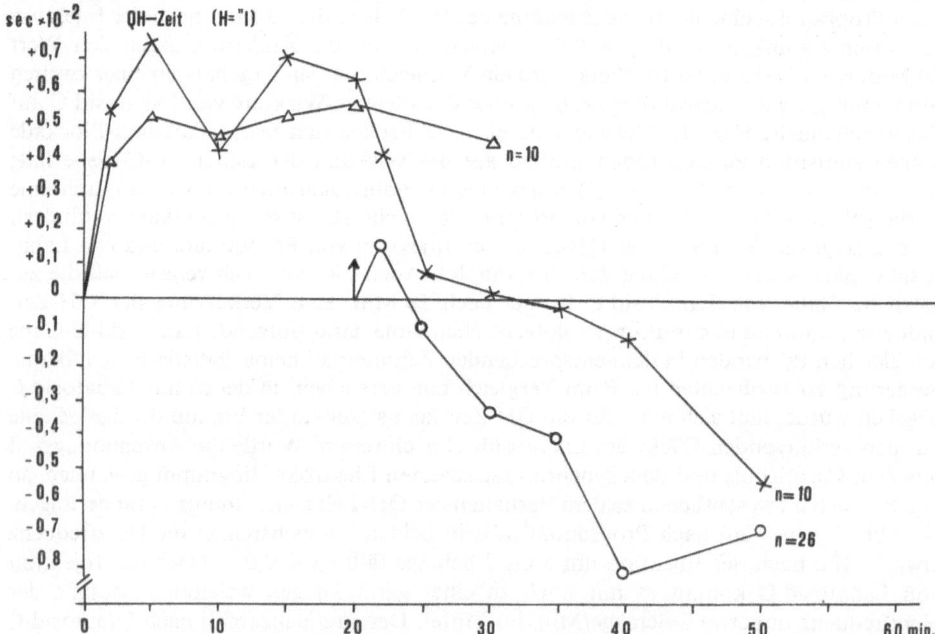

Abb. 3.   Änderung der Herzfrequenz nach Injektion von Propranolol (△ ———— △) und von Lanatosid C nach vorheriger Gabe von Propranolol (× ———— ×); zum Vergleich die Wirkung von Lanatosid C ohne Vorbehandlung mit Propranolol (aus [14] ○ ———— ○). Injektion von Lanatosid C (↑). Näheres s. Text

führt regelmäßig zu einem Wiederanstieg der systolischen Blutdruckwerte. Nach Lanatosid C steigt der diastolische Blutdruck sowohl in den Versuchen mit als auch in denen ohne vorausgehende Propranololgabe im Mittel um 3 mm Hg (p < 0,05).

Die der Digitalisgabe folgende Frequenzabnahme war nach vorausgehender β-Blokkade wesentlich geringer, während die mechanokardiographischen Zeitintervalle und der Winkel α das gleiche Verhalten wie bei Glykosidgabe ohne vorausgehende β-Blockade zeigten. Die Effekte waren größenmäßig der Wirkung einer Digitalisgabe ohne β-Blockade gleich. Da die Aussagekraft der Anspannungszeit bzw. der preejection period (PEP) über Änderungen der kardialen Kontraktionsgeschwindigkeit nach unseren ersten Publikationen durch den Arbeitskreis um Weissler [22] bestätigt wurde, erübrigt sich an dieser Stelle eine eingehende Diskussion der Beziehung zwischen mechanokardiographischen Zeitintervallen und dem Begriff der Kontraktilität. Jedenfalls ließ sich durch diese Untersuchungen eindeutig zeigen, daß die beschleunigende Wirkung von Herzglykosiden auf die Kontraktion des gesunden Herzens unter Ruhebedingungen unabhängig von der Größe bzw. dem Vorhandensein eines β-adrenergen Antriebes eintritt. — Andererseits wurde dadurch belegt, daß der negativ inotrope Effekt von Propranolol durch ein Herzglykosid überspielt werden kann. Dies entspricht den Ergebnissen tierexperimenteller Untersuchungen von Koch-Weser [9] und anderen [1,4]. Unsere Versuche sprechen nicht dafür, daß der positiv inotrope Effekt von Herzglykosiden durch einen β-Rezeptorenblocker verkleinert wird, wie dies bei Annahme einer Abhängigkeit der positiv inotropen Wirkung vom β-adrenergen Antrieb zu erwarten gewesen wäre [19,20].

Unsere Untersuchungen wurden an völlig gesunden menschlichen Herzen unter Ruhebedingungen durchgeführt. Unter diesen Bedingungen war die positiv inotrope Wirkung von Herzglykosiden lange umstritten, da ein Gutteil der primären kardialen Wirkung mit Sicherheit gegenregulatorisch maskiert wird. Eine der positiv inotropen Primärwirkung folgende Zunahme des systolischen Druckes und der Druckanstiegsgeschwindigkeit führt über eine vermehrte Stimulation der Barorezeptoren zu einer verstärkten Vagusaktivität und evtl. zusätzlich zu einer Verminderung des endogenen Sympathikusantriebes..Eine Verminderung der gegenregulatorischen Effekte durch eine Narkose, wie sie in den meisten Tierversuchen zur Anwendung kam, oder auch durch eine stärkere Sedierung wie bei den meisten Herzkatheteruntersuchungen am Menschen, läßt den primären Glykosideffekt leichter nachweisbar werden [17]. Dementsprechend wurde von Vatner et al. [21] im Tierversuch beobachtet, daß eine β-Blockade durch Propranolol und auch eine Barbituratnarkose die am Herzen nachweisbaren Glykosideffekte vergrößern.

Die Verringerung des Frequenzeffektes von Herzglykosiden durch eine vorausgehende β-Blockade ist durch unsere Ergebnisse nicht eindeutig zu erklären. Die Annahme ist berechtigt, daß eine Verschiebung der Ausgangswerte nach tieferen Frequenzen durch die β-Blockade den einer Beeinflussung des Sinusknotens offenstehenden Spielraum einengt. Andererseits könnte auch die direkte Digitaliswirkung auf den Sinusknoten durch Gabe eines β-Blockers mit unspezifischer (chinidinähnlicher) Wirkung, wie sie Propranolol besitzt, vermindert werden.

Verallgemeinert man die in den Untersuchungen mit Propranolol und Lanatosid C gemachten Erfahrungen, läßt sich feststellen, daß die negativ inotrope Wirkung eines Pharmakons durch Herzglykoside aufgehoben werden kann, unter der Voraussetzung, daß ausreichend Substrat bereitsteht. Greift die Substanz in die Energieversorgung selbst ein, kann ihre negativ inotrope Wirkung durch Herzglykoside grundsätzlich nicht aufgehoben werden. Ein Beispiel dafür wäre eine Verarmung des Herzens an Verbrennungssubstraten infolge einer Mangeldurchblutung (Substratmangelinsuffizienz). Die überwiegende Zahl aller an der Herzmuskelzelle selbst auftretenden Interaktionen zwischen Herzglykosiden und anderen Pharmaka sind jedoch vom Typ einer Substratverwertungsstörung. Dies gilt für die Gruppe der Antiarrhythmika lokalanästhetischer Wirkung ebenso wie für das Reserpin, die Barbituratnarkotika und die Opiate, um nur einige der in der Praxis der Glykosidtherapie häufigsten Möglichkeiten einer Arzneimittelinterferenz anzusprechen.

Aus der Verminderung bzw. Aufhebung der negativ inotropen Wirkungen von β-Rezeptorenblockern durch Herzglykoside ist nicht einfach zu schließen, daß Herzglykoside das ideale Gegenmittel für eine nach β-Blockern eintretende Herzinsuffizienz darstellen. Die Frequenzsenkung durch das Herzglykosid und die sich gleichsinnig auswirkenden Effekte auf das Reizleitungssystem schränken die Möglichkeit einer Glykosidbehandlung der Herzinsuffizienz nach β-Blockern ein. Grundsätzlich ist neben der Verabreichung von Atropin zur Hemmung einer überschießenden Vagusaktivität die Gabe von β-Stimulatoren und evtl. von Glukagon zu fordern, wenn am Herzen unerwünschte Effekte einer β-Blockade eintreten.

Die praktische Bedeutung dieser zunächst sehr theoretisch anmutenden Diskussion der Interaktion von Herzglykosiden und β-Rezeptorenblockern wird durch die Empfehlung verschiedener kardiologischer Arbeitskreise unterstrichen, in der Behandlung der koronaren Herzkrankheit der Gabe von β-Blockern grundsätzlich eine Digitalisierung vorausgehen zu lassen. Am Arbeitsmyokard werden sich die Effekte des Herzglykosides und des β-Blockers gegenseitig aufheben. Eine positive Wirkung, d. h. eine Verminderung des Sauerstoffverbrauches, ist hier allein von der additiven Wirkung auf die Frequenz des Sinusknotens zu erwarten.

Die Therapie digitalisinduzierter Herzrhythmusstörungen mit β-Rezeptorenblockern führt zu noch weniger leicht überschaubaren Zusammenhängen. Die meisten β-Rezeptorenblocker, die bisher in der Therapie eingesetzt wurden, besitzen neben ihrer β-antagonistischen Wirkung eine zusätzliche unspezifische (chinidin-ähnliche) Membranwirkung und darüber hinaus eine geringe adrenerge Eigenwirkung. Während toxische Glykosiddosen zu einer verstärkten Spontandepolarisation führen, wirken β-Blocker durch ihre membranstabilisierende Wirkung hier antagonistisch. Darüber hinaus können durch toxische Glykosiddosen Katecholamine aus dem Herzen freigesetzt werden, die durch die β-antagonistische Wirkung der Blocker kompetitiv gehemmt werden [11]. Dazu kommt die positiv chronotrope, dromotrope und inotrope Wirkung der β-adrenergen Eigenkomponente des Blockers, die den Arbeitspunkt des Herzglykosides, d. h. die Ausgangsinotropie, verschieben kann. Es ist nicht überraschend, daß die Literatur über dieses Gebiet bis heute voller Widersprüche ist. Überwiegend, aber keinesfalls einhellig, wird die Meinung vertreten, daß nur β-Rezeptorenblocker mit unspezifischer Membranwirkung bei digitalisinduzierten Rhythmusstörungen wirksam sind. Dabei ist mit Sicherheit nicht endgültig geklärt, ob die Gruppe digitalisinduzierter Rhythmusstörungen pathogenetisch eine Einheit darstellt, und bis zu welchem Grade glykosidinduzierte experimentelle Rhythmusstörungen am Versuchstier sinnvolle Modelle für die Verhältnisse beim Menschen abgeben. Bei der glykosidinduzierten heterotropen Reizbildung in dem meist erheblich vorgeschädigten menschlichen Herzen wirken wahrscheinlich direkte Membranwirkungen des Glykosides, eine Verlangsamung der Schrittmacherfrequenz, eine unterschiedliche Beeinflussung der Erregungsausbreitung und -rückbildung ebenso wie eine unter Umständen durch das Glykosid induzierte Freisetzung von Katecholaminen zusammen. Dies erklärt, daß ein Teil der glykosidinduzierten Arrhythmien ausgezeichnet auf kleinste Dosen eines β-Rezeptorenblockers anspricht, während in anderen Fällen die additive Wirkung auf die Verlangsamung der Leitungsgeschwindigkeit den Einsatz eines β-Rezeptorenblockers zur Behandlung einer glykosidinduzierten Rhythmusstörungen verbietet. Wenn man annimmt, daß zentralnervöse Effekte der Herzglykoside an der Auslösung von Herzrhythmusstörungen beteiligt sind, bietet sich der β-Rezeptorenblocker zur Unterdrückung der β-adrenergen, nicht dagegen der vagal übertragenen Effekte am Herzen an.

In diesem Zusammenhang ist auf tierexperimentelle Befunde von Greeff et al. hinzuweisen, wonach die Gabe von β-Stimulatoren die Toxizität von Herzglykosiden deutlich erhöht [6]. Auch die von der gleichen Arbeitsgruppe beobachtete Erhöhung der Glykosidtoxizität durch eine respiratorische Azidose [10] könnte über eine Freisetzung von Katecholaminen erklärt werden.

Stellvertretend für die Antiarrhythmika und für andere Pharmaka mit negativ inotroper Wirkung soll kurz auf das Diphenylhydantoin eingegangen werden. Bei volldigitalisierten Patienten tritt nach therapeutischen Dosen von Diphenylhydantoin eine signifikante Verminderung des Herzminutenvolumens mit Anstieg des enddiastolischen Druckes ein [8]. Entsprechende Dosen führen am nicht-insuffizienten menschlichen Herzen zu kaum nachweisbaren negativ inotropen Effekten. Dies belegt erneut, wie sehr der kontraktile Ausgangszustand eines Herzens darüber bestimmt, ob die negativ inotrope Wirkung eines Medikamentes nachweisbar wird oder nicht. Grundsätzlich haben wir hier die gleichen Verhältnisse wie bei den β-Rezeptorenblockern vor uns. Es ist möglich, daß die Bindung des Herzglykosides am Arbeitsmyokard durch Diphenylhydantoin beeinträchtigt wird und damit eine Arzneimittelinteraktion im Bereich der Herzmuskelzelle eintritt. Folgt man dieser Annahme, wird der Einsatz von Diphenylhydantoin bei ventrikulären Extrasystolen im Gefolge einer Glykosidintoxikation zu einer besonders sinnvollen kausalen Therapie. (Über Möglichkeiten einer Verstärkung des Glykosidabbaus durch Diphenylhydantoin siehe weiter unten.)

Diese Form einer Interaktion leitet über zu einer notwendigerweise kursorischen Diskussion der Beeinflussung der Pharmakokinetik von Herzglykosiden durch andere Arzneimittel. Von der Theorie her und aufgrund des in-vitro-Experimentes ist anzunehmen, daß zahlreiche Pharmaka mit der Absorption, der Bindung, dem Transport, dem Stoffwechsel und der Ausscheidung von Herzglykosiden interferieren können. Die Zahl gutbelegter Arzneimittelinteraktionen dieser Art, die für die Klinik von Bedeutung sind, ist allerdings gering. Als Beispiel ist der Einfluß von Cholestyramin auf die Serumhalbwertszeit von Digitoxin anzuführen. Cholestyramin bindet Digitoxin und Digoxin sowohl in vitro als auch in vivo, d. h. im Gastrointestinaltrakt. Bei gleichzeitiger oraler Verabreichung von Herzglykosiden mit Cholestyramin ist deshalb mit einer verminderten Glykosidabsorption zu rechnen [2, 3]. Wenn ein ins Gewicht fallender enterohepatischer Kreislauf wie z. B. bei Digitoxin besteht, wird das in den Darm ausgeschiedene Glykosid bei oraler Cholestyramingabe gebunden und die Plasmahalbwertzeit nimmt ab. Dementsprechend ließ sich zeigen, daß die Plasmahalbwertzeit von Digitoxin auch am Menschen unter oralen Cholestyramingaben deutlich (um 35 % im Mittel) vermindert wird. Bei Digoxin ist ebenso wie bei Azetyl- und Methyldigoxin keine entsprechende Verminderung der Plasmahalbwertzeiten zu erwarten, da der enterohepatische Kreislauf nach den bisher vorliegenden Ergebnissen ohne besondere Bedeutung ist.

Für die Praxis ist aus diesen Ergebnissen zu folgern, daß bei gleichzeitiger Gabe von Glykosiden mit nicht-resorbierbaren Pharmaka, die sich mit ihnen verbinden, unter Umständen eine Erhöhung der Dosis notwendig wird. So geht z. B. auch Neomycin verhältnismäßig stabile Verbindungen mit einer ganzen Reihe von Glykosiden ein.

Zur Behandlung einer Glykosidüberdosierung ist der Einsatz von Cholestyramin zunächst nur auf Glykoside beschränkt, die einen bedeutsamen enterohepatischen Kreislauf besitzen, d. h. in erster Linie auf Digitoxin. Wahrscheinlich ist der Effekt aber auch hier zu langsam, um bei akuten Intoxikationserscheinungen rechtzeitig wirksam zu werden.

Inwieweit Pharmaka, die Änderungen der Passagegeschwindigkeit im oberen Dünndarm induzieren, mit der Absorption von Herzglykosiden interferieren können, ist nicht endgültig geklärt. Wahrscheinlich gehen hier die unterschiedlichen Lösungsgeschwindigkeiten der verschiedenen galenischen Zubereitungen von Digoxin ein. Nur bei sehr geringer Lösungsgeschwindigkeit können Medikamente, die die Darmbewegung oder den Gallenfluß anregen, die Glykosidabsorption vermindern [16].

Digitoxin wird im Plasma in erster Linie an Albumin gebunden. Aufgrund von in-vitro-Ergebnissen können u. a. Phenylbutazon, Dicumarol und Tolbutamid das Glykosid vom Transportprotein verdrängen und damit den freien Glykosidanteil vergrößern. Angesichts der relativ hohen Konzentrationen von Phenylbutazon und Dicumarol, die für diesen in-vitro-Effekt notwendig sind, ist im allgemeinen nicht zu erwarten, daß diese Form der Arzneimittelinteraktion therapeutische Konsequenzen besitzt. Einzelbeobachtungen über eine Verstärkung der Dicumarolwirkung, d. h. eine verstärkte Senkung des Prothrombinspiegels durch Herzglykoside, die über eine Verminderung der Dicumarolbindung zu erklären wäre, bedürfen der Bestätigung, bevor sich hieraus allgemeinere therapeutische Folgerungen ableiten lassen. Der Stoffwechsel der Herzglykoside wurde in den vorangehenden Referaten mehrfach angesprochen. Bekanntlich kann eine große Zahl von Substanzen die Aktivität der im endoplasmatischen Retikulum der Leber lokalisierten Enzyme steigern (Antihistaminica, Anticonvulsiva, Uricosurica, orale Antidiabetica u. a. [5, 7]). Bekanntester Vertreter dieser Enzyminduktoren ist die Phenyläthylbarbitursäure (ähnliche Wirkungen haben Oxyphenylbutazon und Spironolactone u. a. [7]). Unter der Gabe von Phenyläthylbarbitursäure nehmen die Halbwertszeit von ^{3}H-Digitoxin und die Plasmadigitoxinspiegel deutlich ab [7, 18]. Allerdings dauert die Enzyminduktion einige Tage, so daß sie für die Behandlung einer akuten Intoxikation wahrscheinlich zu spät kommt. Bei einer gleichzeitigen Gabe von Spironolactone und von Digitoxin ist jedoch daran zu denken, daß die Digitoxinerhaltungsdosen unter Umständen vergrößert werden müssen. Für Digoxin ist wegen der wesentlich geringeren Verstoffwechselung nicht mit einer entsprechenden Interferenz mit Spironolactone zu rechnen [12]. Abschließend ist kurz auf die Möglichkeit der indirekten Arzneimittelinteraktion einzugehen. Die meisten Pharmaka, die wir zur Behandlung des peripheren Syndroms der Herzinsuffizienz, d. h. der Natrium- und Wasserretention einsetzen, können über den Elektrolytstoffwechsel und/oder den Säurebasenhaushalt mit der Glykosidwirkung interferieren. In besonderer Weise gilt dies für Saluretica, die zu einer vermehrten Kaliumausscheidung führen. Niedrige extrazelluläre Kaliumkonzentrationen führen offenbar zu einer rascheren Aufnahme von Digitalis durch das Myokard, wodurch die erhöhte Glykosidempfindlichkeit des Herzens bei Hypokaliämie teilweise erklärt wird. Ein Anstieg des Serumkaliums z. B. während der Behandlung mit Aldosteronantagonisten bei Verminderung der renalen Kaliumexkretionsleistung wird die Glykosidwirkung abschwächen. Neben Kaliumverlusten kann auch eine erhöhte Magnesiumausscheidung unter der Behandlung mit Diuretica die Glykosidempfindlichkeit des Herzens vergrößern. Das gleiche gilt für Störungen im Säurebasenhaushalt, die im Gefolge einer diuretischen Therapie eintreten.

Dieser kurze Überblick hat komplexe Interaktionen zwischen Herzglykosiden, β-Rezeptorenblockern und anderen Arzneimitteln aufgedeckt. Entsprechend dem Thema des Symposions wurden die Veränderungen der Glykosidwirkung in den Vordergrund gestellt. Selbstverständlich beeinflußt die Änderung der hämodynamischen Situation bei der Digitalistherapie einer Herzinsuffizienz auch Ausscheidungsmodus, Absorption und Metabolismus einer Vielzahl anderer Medikamente und kann daher mit ihrer Wirkung interferieren. Darauf konnte hier nicht eingegangen werden.

Angesichts der Komplexität der Zusammenhänge ist die Einführung von Methoden, die exakte Bestimmungen der Serum- bzw. Plasmaspiegel von Herzglykosiden ermöglichen, sehr zu begrüßen. Mit Sicherheit werden sie uns als Ärzte weder von der Maxime des Arzneimittelpurismus noch von der klassischen Sorgfaltspflicht der genauen, täglichen Beobachtung am Krankenbett befreien.

Zusammenfassung

Interaktion zwischen Herzglykosiden und anderen Pharmaka ist auf dreierlei Weise möglich: direkter Syn- oder Antagonismus im Bereich der Herzmuskelzellen bzw. ihres kontraktilen Apparates, Beeinflussung der Pharmakokinetik der Herzglykoside und „sekundäre Interaktion" unter Zwischenschaltung des Elektrolytstoffwechsels. Durch Untersuchungen am gesunden menschlichen Herzen wurde gezeigt, daß die negativ inotrope Wirkung von β-Rezeptorenblockern durch Herzglykoside aufgehoben werden kann. Glykosidinduzierte tachykarde Herzrhythmusstörungen werden durch β-Rezeptorenblocker günstig beeinflußt. Der Wirkungsmechanismus ist komplex und noch nicht vollkommen geklärt. Cholestyramin und Neomycin können die Absorption von Digitoxin und Digoxin aus dem Darm behindern ¦und die Plasmahalbwertzeiten bei Glykosiden mit enterohepatischem Kreislauf verkürzen. Interaktion im Bereich von Absorption, Plasmabindung und Verstoffwechslung der Herzglykoside ist vorerst ohne gesicherte klinische Bedeutung. Indirekte Interaktion erfolgt durch Änderungen des Kalium- und/ oder Magnesiumspiegels sowie des Säurebasenhaushaltes, besonders unter Therapie mit Diuretika.

Summary

Interaction between heart glycosides and other drugs can take place in three ways, i.e. direct synergism or antagonism in the heart muscle cells and/or their contractile system; by influencing the pharmacokinetics of the heart glycosides, and by „secondary interaction" via the electrolyte metabolism. Studies in the healthy human heart have shown that the negative inotropic effect of β-receptor blocking agents may be abolished by heart glycosides. β-receptor blocking agents exert a favorable effect on glycoside-induced tachycardial derangements of the heart rhythm. The mechanism of action is complex and not yet fully elucidated. Cholestyramin and Neomycin may prevent the absorption of digitoxin and digoxin from the intestine and may shorten plasma half-life in glycosides with entero-hepatic circulation. The interaction within the framework of absorption, plasma binding and metabolisation of the heart glycosides is for the time being without confirmed clinical significance. Indirect interaction takes place through changes of the potassium or magnesium levels and of the acid-base metabolism, especially under therapy with diuretics.

Literatur

1. Bussmann, W. D., Krayenbühl, H. P., Leutenegger, A., Lüthy, E.: Assessment of contractility following Proscillaridin A in dog hearts both normal and pretreated with propranolol. Cardiologia **53**, 204 (1968)
2. Caldwell, J. H., Greenberger, N. J.: Interruption of the enterohepatic circulation of digitoxin by cholestyramine. I. Protection against lethal digitoxin intoxication. J. Clin. Invest. **50**, 2626 (1971)
3. Caldwell, J. H., Bush, Ch. A., Greenberger, N. J.: Interruption of the enterohepatic circulation of digitoxin by cholestyramine. II. Effect on metabolic disposition of tritium-labeled digitoxin and cardiac systolic intervals in man. J. Clin. Invest. **50**, 2638 (1971)
4. Daggett, W. M., Weisfeldt, M. L.: Influence of the sympathetic nervous system on the response of the normal heart to digitalis. Amer. J. Cardiol. **16**, 394 (1965)
5. Gardell, C., Somogyi, A., Kovacs, K.: Influence de la dl-méthionine sur l'action protectrice de la spironolactone lors d'intoxication à la digitoxine chez le rat. J. Europ. Tox. **3**, 107 (1970)
6. Greeff, K., Köhler, E., Fortmüller, H.-W., Schmidt, R.: Wechselwirkungen zwischen herzwirksamen Glykosiden und β-Sympathikomimetika. Arzneimittel-Forsch. **23**, 759 (1973)

7. Jelliffe, R. W., Blankenhorn, D. H.: Effect of phenobarbital on digitoxin metabolism. Clin. Res. **14**, 160 (1966)
8. Kaufmann, G., Weber-Eggenberger, S.: Hämodynamische Veränderungen durch Diphenylhydantoin bei digitalisierten Herzkranken. Schweiz. med. Wschr. **100**, 2164 (1970)
9. Koch-Weser, J.: Beta-receptor blockade and myocardial effects of cardiac glykosides. Circ. Res. **28**, 109 (1970)
10. Köhler, E., Greeff, K.: Der Einfluß des Blut-pH auf die Toxicität herzwirksamer Glykoside. Res. exp. Med. **159**, 65 (1972)
11. Koerpel, B. J., Davis, L. D.: Effects of lidocaine, propranolol and sotalol on ouabain-induced changes in transmembrane potential of canine Purkinje fibers. Circ. Res. **30**, 681 (1972)
12. Krämer, K. D., Ghabussi, P., Hochrein, H.: Klinische Prüfung der subtoxischen Vollwirk- und Erhaltungsdosis von Digoxin unter dem Einfluß von Spironolactone. Arzneimittel-Forsch. **23**, 508 (1973)
13. Lohmöller, G., Lydtin, H.: Mechanokardiographische Untersuchungen über die Wirkung von Peruvosid auf das suffiziente menschliche Herz. Arzneimittel-Forsch. **21**, 1567 (1971)
14. Lydtin, H., Schnelle, K., Zöllner, N.: Ballistokardiographische Untersuchungen über die Wirkung von Lanatosid C auf das Herz des Gesunden. Z. ges. exp. Med. **139**, 651 (1965)
15. Lydtin, H., Schnelle, K., Zöllner, N.: Über die Wirkung einer adrenergen β-Receptorenblockade auf die Kontraktilität des gesunden menschlichen Herzens. Z. ges. exp. Med. **143**, 67 (1967)
16. Medin, S., Nyberg, L.: Effect of proprantheline and metoclopramide on absorption of digoxin. Lancet, —, 1393 (1973)
17. Siegel, J. H.: The myocardial contractile state and its role in the response to anesthesia and surgery. Anesthesiology **30**, 519 (1969)
18. Solomon, H. M., Abrams, W. B.: Interactions between digitoxin and other drugs in man. Amer. Heart J. **83**, 277 (1972)
19. Tanz, R. D., Marcus, S. M.: Influence of endogenous cardiac catecholamine depletion on the force and rate of isolated heart preparations and their response to ouabain. J. Pharmacol. Exp. Ther. **151**, 38 (1966)
20. Tanz, R. D.: The action of ouabain on cardiac muscle treated with reserpine and dichloroisoproterenol. J. Pharmacol. Exp. Ther. **144**, 205 (1964)
21. Vatner, St. F., Higgins, Ch. B., Patrick, Th., Franklin, D., Braunwald, E.: Effects of cardiac depression and of anesthesia on the myocardial action of a cardiac glycoside. J. Clin. Invest. **50**, 2585 (1971)
22. Weissler, A. M., Schoenfeld, C. D.: Effect of digitalis on systolic time intervals in heart failure. Amer. J. Med. Sci. **259**, 4 (1970)

Sachverzeichnis

Hinweise auf Seiten, wo ein Stichwort hauptsächlich behandelt wird, sind durch *Kursivdruck* gekennzeichnet.